Hilfe, mein Kind leidet unter Zwangsstörungen!

Zwänge bei Kindern und Jugendlichen verstehen und gemeinsam bewältigen

Nora J. Weber

1. Auflage

Widmung

Für alle Mütter, Väter und Angehörige, die ihre Kinder bei dem Kampf gegen die Zwänge unterstützen!

Inhaltsverzeichnis

Inhaltsverzeichnis 7

Vorwort 12

Eine Begriffsdefinition – was ist eigentlich ein „Zwang“? 18

Was kennzeichnet Zwangsgedanken? 25

Was kennzeichnet Zwangshandlungen? 33

Selbsttest für Eltern und Kinder 42

PANDAS – was steckt dahinter? 45

Zwangserkrankungen – Häufigkeit & Lebensalter 51

Welche Zwänge gibt es und welche treten häufig bei Kindern auf? 54

Reinigungs- und Waschzwänge 55

Wiederholen von Handlungen wie zum Beispiel Zählen, Lesen oder Bewegen 59

Kontrollzwänge 61

Sammeln und Horten von Dingen 63

Aggressive sexuelle oder religiöse Zwangsgedanken 65

Ordnungszwänge 68

Biologische & psychologische Symptome & Ursachen von Zwängen 69

Biologische und körperliche Faktoren 71
Persönlichkeitsfaktoren 72
Soziale und familiäre Faktoren 73
Besondere Erfahrungen und Erlebnisse 75
Umgang mit den eigenen Gedanken 76
Lernerfahrungen 78

Abgrenzung zu anderen ähnlichen Krankheitsformen 81

Depressionen 82
Angsterkrankungen 85
Tic-Störungen 86
Essstörungen 87
Psychische Störungen 88

Behandlungsmöglichkeiten & Therapieverfahren für Zwänge... 92

Die kognitive Verhaltenstherapie 95
Die kognitive Therapie *95*
Verhaltenstherapie *104*
FAZIT *107*
Medikamentöse Behandlung 109
Stationäre Behandlung in der Klinik 112
Ergänzende Therapieziele bei Zwängen 116
Die wichtigen Therapieziele im Überblick 118
Der richtige Umgang mit Konflikten *119*
Soziale Kontakte – der richtige Umgang mit anderen *119*
Emotionen richtig wahrnehmen *120*
Der richtige Umgang mit Stressfaktoren *120*
Der richtige Umgang mit sich selbst *121*

Anleitungstipps & Vorgehensweise 124

Welche Möglichkeiten der Selbsthilfe gibt es für Eltern? 125

Unterstützung durch das Umfeld – so verhalten sich Eltern richtig 140
Fragen, die Eltern sich häufig stellen 143
Bonus: Eltern-Kind-Übungen 155
Schlusswort 159
Über die Autorin Nora Weber 161
Eine Buchempfehlung zum Thema Zwänge 162
Hilfreiche Links 163
Literaturempfehlungen 165
Impressum 168

Danksagung

Ich danke Dir, dass Du dieses Buch gekauft hast. Es soll Dir helfen, Dein Kind besser zu verstehen und ihm zu helfen.

Mit einer positiven Rezension auf Amazon, kannst Du auch andere Eltern auf ihrem Weg unterstützen. Nimm dir bitte die Zeit dafür!

Vorwort

Zwangshandlungen und Zwangsgedanken sind Erkrankungen, die schon im Kindes- und Jugendalter häufig auftreten. Sie werden sowohl von den Betroffenen als auch von ihren Angehörigen als eine große Belastung empfunden.

Auch meine Familie und ich haben diesen schweren Weg hinter uns, denn unsere Tochter Mia litt an einem Wasch- und Putzzwang. Im Grunde begann alles harmlos und schleichend: Mia wollte schon im Kindergarten nicht auf die Toilette gehen, die auch die anderen Kinder benutzten. Anfangs habe ich diesem Verhalten meiner Tochter keine allzu große Bedeutung beigemessen, doch allmählich spitzte sich das Problem mehr und mehr zu. Schließlich wollte Mia auch bei ihren Großeltern nicht mehr auf die Toilette, bevor Oma oder Opa sie nicht frisch geputzt hatten. Auch zuhause wusch sie ständig ihre Händchen, teilweise eine ganze Viertelstunde lang. Für sie musste unser ganzes Haus permanent sauber und keimfrei sein. Ich begann damit, täglich die Oberflächen zu wischen und den Boden zu saugen, nur um Mia glücklich, ruhig und zufrieden zu sehen. Ihrem Zwangsverhalten nachzugeben, war jedoch nicht die richtige Lösung, das wurde mir schnell klar! Denn je mehr ich ihrem Willen nachgab, desto mehr forderte Mia die Sauberkeit und die permanente Reinigung ein.

Auch später in der Schule bekam meine Tochter immer mehr Schwierigkeiten: Ihre Freundinnen konnten sich mit ihrem Verhalten nicht identifizieren und hatten kein Verständnis für sie. Sie wollte beispielsweise nicht mitspielen, wenn sie dabei schmutzig werden konnte. Sie grenzte sich von den anderen Kindern immer mehr ab und das fiel natürlich auch den Lehrerinnen und Lehrern auf. Nachdem Mia permanent die Mädchentoilette aufsuchte, um ihre Hände zu waschen, sprach mich auch die Lehrerin auf ihr Verhalten an.

Als Mutter litt ich sehr stark unter dieser Situation, denn ich wusste, dass ich meinem kleinen Sonnenschein helfen muss, doch ich wusste einfach nicht wie! Auch zuhause war es ja mehr als schwierig: Mein Mann und ich investierten viel Zeit in Mia und darunter litt ihr kleinerer Bruder Marc, der sich oft zurückgestellt fühlte. Für mich als Mutter war das ein nur noch größeres Problem, denn schließlich wollte ich meinen beiden Kindern gerecht werden und beiden die mütterliche Liebe und Aufmerksamkeit zukommen lassen, die sie brauchten, um gesund und glücklich aufwachsen zu können.

Mittlerweile hat Mia einen guten Weg gefunden, um mit ihrem Zwang umzugehen. Wie uns das gemeinsam gelungen ist, möchte ich Dir in diesem Buch erzählen. Ich möchte mit Dir und Euch meine eigenen Erfahrungen und Erlebnisse aus dieser Zeit teilen, damit Du Hoffnung daraus schöpfen und Deinem Kind helfen kannst, dieses belastende Verhalten zu überwinden.

Ich habe mit Mia zusammen eine psychotherapeutische Behandlung gemacht und dort viele wertvolle Erkenntnisse sammeln dürfen. Ebenso habe ich dort andere Mütter mit ihren Kindern kennengelernt, die ähnliche Probleme wie ich hatten. Durch die Erzählungen der anderen Mütter und Väter konnte ich vieles lernen und auch besser verstehen.

Ich finde es unheimlich wichtig, nicht die Augen zu verschließen. Wenn sich Zwänge einmal richtig ausgebreitet und gefestigt haben, verursachen sie viel Leid. Sie kosten das Kind und die ganze Familie viel Kraft und natürlich auch Zeit, die dann bei anderen schönen Dingen fehlten. Der Zwang wirkt sich nachteilig auf viele Lebensbereiche aus, so zum Beispiel auf die Schule, auf Freundschaften oder auf Hobbys. Dem Kind geht es immer schlechter und infolgedessen machen sich natürlich auch die Eltern immer größere Sorgen, denn keine Mutter und kein Vater möchten das eigene Kind unglücklich sehen. Die Eltern beginnen häufig dann das zu übernehmen, was das betroffene Kind aus eigener Kraft nicht schafft: So machen sie zum Beispiel sauber, wenn das Kind einen Waschzwang hat – so wie es eben auch bei uns war.

Es ist wichtig und richtig, so früh wie möglich etwas gegen Zwänge zu tun. Warte nicht, dass sie von alleine verschwinden, denn das tut ein Zwangsverhalten nur in den allerseltensten Fällen. Warte nicht, sondern handele – Deinem Kind und Deiner Familie zuliebe, denn wenn sich ein Zwang noch nicht zu sehr verfestigt hat, kann er noch viel leichter vertrieben werden.

Es gibt viele gute Behandlungsmöglichkeiten gegen kindliche Zwänge, das weiß ich aus wertvoller eigener Erfahrung. Auch wenn es auf diesem Weg mal anstrengend wird: Halte bitte durch! Es gibt großartige Erfolgsaussichten und schon bald werdet ihr ein glückliches und befreites Familienleben führen können.

Ich freue mich sehr und bedanke mich dafür, dass Du Dich entschlossen hast, dieses Buch zu lesen. Ich hoffe sehr, dass Dir die Ratschläge eine gute Unterstützung sein können.

An dieser Stelle möchte ich aber auch ausdrücklich erwähnen, dass alle Tipps, Handlungsimpulse und Hilfestellungen dieses Buches auf meinen eigenen Erfahrungen beruhen. Jeder Einzelne muss selbst herausfinden, was sich in seinem Leben und im Leben seines Kindes bewährt. Somit will dieses Buch nur Anregungen und Impulse geben, kann aber keine Gewährleistung für einen erfolgreichen Ausgang übernehmen.

Ich möchte Dich auch bitten, dieses so wichtige Thema zu unterstützen! Hinterlasse gerne eine **positive Rezension**, wenn Dir dieses Buch helfen konnte und hilf somit auch anderen Eltern dabei, wertvolle Anregungen für ihre Situation und ihr Kind zu finden. Dafür danke ich Dir vorab schon herzlich!

Nun wünsche ich Dir, Deinem Kind und Deiner Familie viel Kraft und alles Gute, dass ihr den Zustand der Zwangsfreiheit erreicht. Und natürlich wünsche ich Dir jetzt viel Freude beim Lesen.

Deine Nora

Eine Begriffsdefinition – was ist eigentlich ein „Zwang“?

Wenn wir von Zwangserkrankungen erzählen oder hören, denken wir uns oft: *„Ah, das kenne ich selbst irgendwie auch!“*

Unsere Mia ekelte sich unter anderem vor der Kindergarten- und Schultoilette und versuchte nach Möglichkeit so lange auszuhalten, bis sie zuhause auf die eigene Toilette gehen konnte. In der Therapie lernte ich Mütter kennen, die Ähnliches erlebt hatten. So erzählte mir eine der Mütter von ihrer zehnjährigen Tochter Laura, die abends vor dem Schlafengehen mehrmals überprüfte, ob ihre beiden Wecker auch richtig eingestellt sind. Sie hatte sehr große Angst, den Schulbus zu verpassen oder zu spät in die

Schule zu kommen. Sie kontrollierte die Wecker zwanghaft, obwohl sie wusste, dass ihre Mama und ihr Papa sie pünktlich wecken würden.

Eine andere Mutter erzählte mir von ihrem vierzehnjährigen Sohn Henry, der sein Ordnungssystem über alles liebte. Er konnte richtig wütend werden, wenn sein Bruder sich ein Buch auslieh und es nicht an seinen Platz zurückstellte.

Ich selbst muss zugeben, dass ich im Grundschulalter eine Zeit lang sehr bemüht war, nicht auf die Ritzen der Gehsteigplatten zu treten. Ist das normal oder doch schon krankhaft?

Vieles beginnt nicht automatisch als Zwang, sondern vielmehr als schlechte Angewohnheit, sozusagen als „persönliche Macke" – so wie beispielsweise meine Bemühungen, nicht auf die Gehsteigplattenritze zu treten. Das sind Angewohnheiten, die uns hin und wieder selbst an uns nerven und die auch anderen Mitmenschen lästig sein können. Doch aus diesen, an sich harmlosen, Macken kann sich auch ein Zwang entwickeln, so wie bei Laura und Henry. So werden dann aus „lästigen Angewohnheiten" feste Zwänge mit Krankheitswert.

Bei Zwängen ist das hingegen anders: Eine Person, die an Zwängen leidet, findet nicht, dass das Zwangsverhalten zur eigenen Persönlichkeit gehört. Die Betroffenen wollen im Grunde das, was sie denken, gar nicht denken und auch nicht das, was sie tun, wirklich tun, doch sie können sich kaum dagegen wehren. Im Vergleich zu schlechten Angewohnheiten sind Zwänge sehr kraft- und auch zeitraubend. Sie sind nicht nur für die Betroffenen selbst eine enorme Belastung, sondern auch für das ihnen nahestehende Umfeld.

Betrachten wir nochmals Mias Zwang, um das genau zu verdeutlichen: Den Gedanken: „*Hoffentlich stecke ich mich nicht mit diesem Virus oder diesem Erreger an*" kennen wohl die meisten von uns, zum Beispiel zur Grippesaison und spätestens seit der Corona-Pandemie. Doch die meisten sind dann einfach im Alltag etwas umsichtiger: Sie waschen sich gründlicher oder häufiger als sonst die Hände und das nicht nur zehn, sondern zwanzig Sekunden lang. Anschließend ist der Gedanke aber wieder aus dem Kopf gestrichen und man widmet sich wieder anderen Dingen. Nicht bei Mia! Wenn ihr ein solcher Gedanke in den Kopf kommt, lässt er sich auch nicht so rasch vertreiben. Sie wäscht ihre Hände nach einem ganz bestimmen System und allein das nimmt schon mehr Zeit als normal in Anspruch. Doch damit ist der Zwang nicht erledigt, denn nach der Handlung kommen die zweifelnden Gedanken auf: „Was ist, wenn Du Dir die Hände nicht sorgfältig genug gewaschen hast?" oder „Willst Du wirklich Schuld daran sein, wenn andere sich wegen Dir auch anstecken könnten? Wasch sie lieber nochmal!" Und schon steht Mia erneut im Bad und wäscht ihre Hände. So verbringt sie täglich viel zu viel Zeit mit dem Reinigen und Waschen und leidet selbst sehr darunter!

Und nicht nur sie leidet, sondern die gesamte Familie, zum einen, weil die Familienmitglieder miterleben, wie schlecht es Mia häufig geht und zum anderen, weil sie mit ihr oft nichts unternehmen können, weil sie Angst hat, sich überall anstecken zu können.

Auch ihre Schulleistungen wurden immer schlechter, weil ihr Zwang auch in der Schule viel Zeit und Aufmerksamkeit in Anspruch nahm. Und das ist ein gewaltiger Unterschied zu alltäglichen Gewohnheiten, denn diese richten keinen Schaden an, Zwänge hingegen schon.

Zwänge unterscheiden sich also von Angewohnheiten in wichtigen Punkten:

- Zwänge sind kein Teil der eigenen Persönlichkeit.
- Der Betroffene selbst, aber auch die Eltern, Geschwister und Freunde leiden unter den Zwängen.

- Zwänge beanspruchen einen sehr großen Teil der Aufmerksamkeit und Zeit.
- Zwänge beeinträchtigen den Lebensalltag ganz massiv: Die eigenen Aufgaben werden nur noch mit großer Mühe erledigt und Hobbys bleiben zunehmend auf der Strecke.
- Die Kontakte zu Eltern, Geschwistern und Freunden werden immer komplexer, denn Zwänge stiften oft Unverständnis und kosten viel Zeit, die ihnen dann anderswo fehlt – zum Beispiel für gemeinsame Unternehmungen.
- Ein wichtiges Unterscheidungskriterium zwischen Zwängen und schlechten Angewohnheiten ist das Bedürfnis, den Zwang vor dem Umfeld zu verstecken. Die Betroffenen versuchen also zwanghaft ihr Verhalten vor anderen zu verbergen. Das ist bei schlechten Angewohnheiten nicht so, vielmehr werden diese einfach offen ausgelebt.

Anhand dieser Kriterien kann somit leicht unterschieden werden, ob es sich nur um „Macken“ oder um eine tatsächliche Zwangserkrankung handelt.

Was fällt eigentlich unter eine Zwangsstörung?

Immer wiederkehrende und unerwünschte Gedanken und Handlungen sind charakteristisch für eine Zwangsstörung. Die Betroffenen sind sich im Grunde im Klaren darüber, wie unsinnig so manche Verhaltensweisen sind, doch sie können partout nicht auf die Ausführung dieser Handlungen verzichten.

Die Zwangshandlungen sind für sie wie Rituale, die – zumindest kurzfristig – eine Erleichterung mit sich bringen.

Dabei kann zwischen zwei wichtigen Formen unterschieden werden:

- Zwangshandlungen
- Zwangsgedanken.

Häufig vorkommende Zwangserkrankungen sind Wasch-, Ordnungs- und Kontrollzwänge.

Dabei ist der Übergang von einem normalen Verhalten hin zur Zwangsstörung fließend. Die meisten von uns kennen das Gefühl nur zu gut, lieber zwei Mal nachzuschauen zu wollen, ob der Herd ausgeschaltet oder die Tür zugesperrt ist. Doch wenn jemand unter einer Zwangserkrankung leidet, wird dieses natürliche, menschliche Kontrollbedürfnis zu einem nicht mehr unterdrückbaren Zwang. Die betroffene

Person will, kann aber nicht anders: Sie muss immer und immer wieder nachkontrollieren, bestimmten Gedankengängen folgen oder gewisse Handlungsmuster ausführen.

Zwangserkrankungen sind die vierthäufigste psychische Störung. Ungefähr 2-3 % aller Erwachsenen leiden in Deutschland im Laufe ihres Lebens unter mehr oder minder ausgeprägten Zwangsstörungen.

Schätzungen zufolge liegt aber die tatsächliche Anzahl der Betroffenen noch viel höher. Die erkrankten Frauen und Männer holen sich oftmals erst dann professionelle Unterstützung, wenn die Zwangsstörung den eigenen Lebensalltag massiv beeinträchtigt.

Die ersten Zwangssymptome machen sich in den meisten Fällen bereits im Kindes- und Jugendalter bemerkbar. Rund ein bis drei Prozent aller Kinder und Jugendlichen sind von Zwängen betroffen. Zu 85 % treten Zwangserkrankungen vor dem 30. Lebensjahr auf, ein Beginn nach dem 50. Lebensjahr ist nur sehr selten. Als erwachsene Personen scheinen Frauen etwas häufiger zu erkranken, im Kindesalter sind eher Jungen von Zwängen betroffen.

Wenn es um Zwangsstörungen geht, spielen vor allem Zwangshandlungen und Zwangsgedanken eine sehr wichtige Rolle.

Was kennzeichnet Zwangsgedanken?

Es handelt sich hierbei um Befürchtungen, die in inneren Impulsen oder in bildhaften Vorstellungen ihren Ausdruck finden:

So können sich Zwangsgedanken in bildhaften Vorstellungen oder Sätzen äußern wie beispielsweise in der Fragestellung: *„Könnte ich mich jetzt durch das Anfassen der Türklinke mit einem gefährlichen Erreger angesteckt haben?"*

Sie zeigen sich aber auch in inneren Impulsen. Ein Impuls ist sozusagen ein plötzlicher Einfall, den man wie einen starken Drang oder inneren Druck erlebt, etwas unverzüglich und ohne weiteres Nachgrübeln zu tun, so beispielsweise:

„Ich greife jetzt nach dem Messer und verletze damit meinen Bruder."

Zwangsgedanken drängen sich in den betroffenen Personen auf

Sie „müssen" sozusagen einfach gedacht werden, ob die Betroffenen das nun wollen oder nicht. Sie zwängen sich regelrecht in den Kopf der Betroffenen. Man versucht sich gezielt dagegen zu wehren, indem man anderen Gedanken nachgeht oder sich mit anderen Dingen ablenkt. Wenn, dann hilft das aber nur für eine kurze Zeit weiter und schon bald sind die zwanghaften Gedanken wieder da.

Zwangsgedanken sind immer wiederkehrend

Die Gedanken drängen sich immer wieder in den Kopf. In vielen Fällen ist es auch so, dass gewisse Situationen oder andere Mitmenschen regelmäßig diese zwanghaften Gedanken auslösen. In diesem Fall ist von „Trigger" die Rede. Der Zwangsgedanke, man könne sich mit einem gefährlichen Krankheitserreger infizieren, kann zum Beispiel immer dann aufkommen, wenn eine öffentliche Toilette aufgesucht wird.

Zwanghafte Gedanken können aber auch ohne einen bestimmten Auslöser immer wieder aufkommen. Der oben genannte Zwangsgedanke könnte auch aus heiterem Himmel im

Kopf auftauchen. Das kann in vielen verschiedenen Alltagssituationen passieren, so zum Beispiel in der Schule, beim Sporttraining oder beim abendlichen Fernsehschauen.

Diese Gedanken sind im Allgemeinen übertrieben oder unsinnig

Menschen, die nicht an Zwängen leiden, können sich gar nicht wirklich vorstellen, wie belastend solche Zwangsgedanken sind. Für die Betroffenen werden sie regelrecht zu einer inneren Qual, denn sie erscheinen ihnen selbst vollkommen unangemessen und von der Norm abweichend.

Zwangsgedanken können beispielsweise nicht angemessen sein, weil sie nichts mit der Realität zu tun haben. Ein solcher Gedanke wäre etwa: „Wenn ich auf den weißen Streifen trete, könnte meiner Schwester etwas Schreckliches passieren."

Zwangsgedanken sind aber auch immer dann unangemessen, wenn ein alltäglicher Gedanke übertrieben wird. Jeder von uns kennt den Gedanken, ob man auch wirklich den Herd ausgeschaltet hat, bevor man die Wohnung verlassen hat. Das ist eine ganz alltägliche und normale Überlegung, doch wenn sie dazu führt, dass man sich den ganzen Tag darüber Sorgen macht – obwohl man nachkontrolliert hat, dass der Herd auch tatsächlich aus ist – dann ist das übertrieben, eben ein Zwang.

Die Sorgen drehen sich in diesem Fall um die eigene Schuld, möglicherweise einen Brand ausgelöst zu haben. So ist nicht der Gedanke an sich übertrieben, sondern vielmehr das sorgenbehaftete Grübeln über all das, was unter Umständen passieren könnte.

Doch ein sorgenvolles, immer wiederkehrendendes Nachdenken über eine Sache muss nicht automatisch unangemessen sein. Wenn Du beispielsweise den ganzen Tag darüber nachdenkst, ob Du morgen die Fahrprüfung oder Dein Abschlussexamen bestehen wirst, kann das durchaus realistisch und angemessen sein. Im Vergleich zu Zwangsgedanken hören aber solche Grübeleien nach der Prüfung oder dem Examen wieder auf.

Die Betroffenen, die unter einer solchen Zwangsstörung leiden, erkennen, zumindest in einer „ruhigen Minute", dass ihre Gedanken unsinnig oder unrealistisch sind. So kann man sich in der psychotherapeutischen Sitzung sicher sein, dass der Schwester nichts passiert, wenn man auf einen weißen Streifen treten würde.

Steht man dann aber wieder alleine – zum Beispiel vor einem Zebrastreifen – ist man sich schon nicht mehr so sicher, ob der Gedanke wirklich so unsinnig ist.

Der Zweifel findet dann seinen Ausdruck in Gedanken wie „Eigentlich weiß ich ja schon, dass es keinen Sinn macht, aber wie kann ich mir denn nur wirklich sicher sein? Könnte nicht doch noch etwas Schlimmes passieren? Will ich wirklich das Risiko eingehen und jetzt über den weißen Streifen laufen?"

Solche Zweifel und Unsicherheiten sind ein charakteristisches Merkmal von Zwangsgedanken.

Sie belasten die Betroffenen und führen zu einem Gefühl der Ängstlichkeit

Ganz egal, um welche Inhalte es geht: Zwangsgedanken sind für die Betroffenen immer sehr belastend. Sie werden als sehr bedrohlich und beängstigend erlebt, vor allem, wenn es darum geht, etwas falsch zu machen oder etwas Falsches denken zu können und damit sich selbst oder anderen Menschen Schaden zuzufügen. Diese schrecklichen Gedanken lösen sehr negative Gefühle aus wie eine große innere Anspannung, Ekel oder Angst.

Auch „magisches Denken" spielt hier eine große Rolle. Beim magischen Denken wird ein Zusammenhang zwischen negativen Gedanken sowie einem schlimmen Ereignis hergestellt. Die Zwangshandlung muss dann praktisch ausgeführt werden, um das Ereignis zu vermeiden: Es darf beispielsweise nicht auf den weißen Streifen getreten werden, damit der Schwester nichts passiert. Im Zusammenhang mit magischem Denken treten oftmals auch starke Schuldgefühle und Ängste auf.

Zwangsgedanken sind häufig mit körperlichen Begleiterscheinungen verbunden, so zum Beispiel mit Übelkeit, Herzrasen oder Schwindelgefühlen.

Zwangsgedanken haben viele verschiedene Facetten

Es gibt nicht DEN EINEN „typischen Zwangsgedanken". Es gibt Gedanken, die häufiger und solche, die weniger häufig vorkommen. Somit können sich Zwangsgedanken auf vielerlei Art und Weise äußern.

So können folgende Zwangsgedanken auftreten:

Zwangsgedanken	Beispiel
Schmutz und Verunreinigung	„Oberflächen wie Türklinken sind mit Bakterien verseucht. Jetzt werde ich todkrank."
Aggression oder Sexualität	„Ich könnte meine kleine Schwester mit dem Messer verletzen."
Körperaus-scheidungen	„Die Toilette ist schmutzig, jetzt bekomme ich bestimmt eine schwere Infektionserkrankung."
Ordnung & Symmetrie	Meine Bücher und Stifte müssen symmetrisch auf dem Tisch bzw. dem Regal geordnet sein.
Magisches Denken	„Wenn ich auf diesen Streifen trete, könnte meinen Eltern etwas Schlimmes zustoßen."

Sich selbst oder andere zufällig verletzen	„Ich habe jemanden auf die Straße geschubst, ohne es zu merken."
Unterschiedliche Zwangsgedanken	„Ich habe den Herd nicht ausgeschaltet oder die Kerze nicht ausgepustet und jetzt brennt bestimmt die ganze Wohnung ab."

Zwangsgedanken beeinflussen das Sprechen und Handeln der betroffenen Personen

Zwangsgedanken beeinflussen das Verhalten, denn sie führen dazu, dass die Betroffenen eine Handlung ausführen, nur um den Zwangsgedanken nicht oder nicht mehr zu denken. So wird auch oftmals der Kontakt mit anderen Menschen oder bestimmten Situationen vermieden, um die Zwangsgedanken zu vermeiden. Das ist ein typisches Vermeidungsverhalten für Betroffene von Zwangsgedanken. Es gibt aber auch schwächere Ausprägungsformen des Vermeidungsverhaltens, die oftmals längere Zeit unbemerkt bleiben: So wird zum Beispiel die Türklinke angefasst, doch aus Angst vor

Kontaminierung nicht mit der ganzen Hand, sondern nur mit den Fingerspitzen oder dem Ärmel des Pullovers.

Was kennzeichnet Zwangshandlungen?

Neben Vermeidungsverhalten lösen Zwangsgedanken oftmals auch Zwangshandlungen aus:

Diese Handlungen werden bewusst durchgeführt, damit dadurch ein starkes negatives Gefühl gemindert werden kann

Zwangshandlungen können grundsätzlich in zwei wichtige Kategorien eingeteilt werden, nämlich in physische und in psychische / gedankliche Handlungen.

„Physische Zwangshandlungen" sind solche, die außenstehende Personen beobachten können, zum Beispiel, wenn sich die oder der Betroffene immer wieder die Hände wäscht.

„Psychische Zwangshandlungen" können Mitmenschen nicht beobachten, denn sie spielen sich nur im Kopf der betroffenen Personen ab. Das ist etwa dann der Fall, wenn ein „guter Gedanke“ mehrfach hintereinander gedacht werden muss, damit dadurch ein „schlechter Gedanke“ neutralisiert, also unschädlich gemacht werden kann. Auf diese Weise werden gedankliche Zwangshandlungen eine Art Ersatz für die physischen Zwangshandlungen.

So ist es möglich, dass Mädchen oder Jungen, die an Zwängen leiden, einen großen inneren Druck verspüren, eine bestimmte Handlung zwanghaft auszuführen, das dann aber letztlich aus Schamgefühlen heraus doch unterlassen.

Die gedanklichen Zwangshandlungen bieten hier einen alternativen Ausweg, denn diese lösen den inneren Druck, können aber von anderen Mitschülern, Lehrerinnen und Lehrern nicht beobachtet werden.

Zwangshandlungen vermindern kurzzeitig schlechte innere Emotionen

Zwangshandlungen werden nicht einfach zufällig ausgeführt, sondern sie erfüllen für die betroffenen Personen immer einen bestimmten Zweck. So verringern sie zum Beispiel negative Emotionen wie etwa Angst, Ekel oder innere Unruhe. Sie besitzen eine entlastende und beruhigende Wirkung.

So kann es zum Beispiel sein, dass eine Person viel Zeit damit verbringt, Ordnung im eigenen Zimmer oder im Bad zu schaffen, da sich ansonsten eine quälende innere Unruhe breitmacht. Häufig werden Zwangshandlungen auch mit der Zielsetzung durchgeführt, sich selbst gegen die Folgen von Zwangsgedanken abzusichern: So soll der Waschzwang zum Beispiel gefährliche Bakterien und Viren „abwaschen".

Sie werden regelmäßig durchgeführt

Zwangshandlungen bewirken immer eine **kurzfristige innere Entlastung** für die betroffenen Personen.

Je intensiver diese Entlastung erlebt wird, desto häufiger wird auch die Zwangshandlung ausgeführt, zum Teil viele Male hintereinander täglich. So kann eine alltägliche Handlung wie etwa Duschen zu einem Waschzwang werden, bei dem man sogar ganze Stunden lang unter der Dusche steht.

Die Handlungen werden oftmals in derselben Art und Weise durchgeführt – wie ein Ritual.

Ein Ritual ist auch eine Handlung, die immer in genau der gleichen Reihenfolge ausgeführt wird. Wann immer ein Ritual nicht hundertprozentig eingehalten werden kann, muss der komplette Vorgang von neuem begonnen werden, denn sonst vermindert sich auch nicht die negative Emotion sowie der innere Druck.

So wird auch die Zwangshandlung immer wieder durchgeführt. Um die Zwangshandlungen dann überhaupt beenden zu können, setzen sich manche Menschen auch eine bestimmte Zahlenvorgabe. Meine Mia führte beispielsweise immer zwei Mal hintereinander ihr Hände-Wasch-Ritual durch, denn die zwei ist ihre Glückszahl.

Zahlenvorgaben haben also auch immer eine höhere Bedeutung, eben als Glücks- oder Unglückszahlen, so nach dem Motto: „Alle guten Dinge sind drei".

Genau wie Zwangsgedanken sind auch Zwangshandlungen unsinnig und übertrieben.

Eine unsinnige Handlung ist beispielsweise das Sammeln unnützer Dinge wie etwa Kaugummipapier. Doch häufig sind Handlungen nicht nur unsinnig und unnütz, sondern auch übertrieben, so beispielsweise, wenn man stundenlang unter der Dusche steht und sich immer wieder aus der Sorge heraus einseift, dass noch Schmutz oder potenzielle Krankheitserreger am Körper sein könnten.

Duschen ist natürliche eine angemessene und alltägliche Handlung, doch wenn sie zum Zwang wird, hat das nichts mehr mit einer normalen Reinigung oder Vorsichtsmaßnahme zu tun. Der Sinn der an sich guten Handlung ist dann verlorengegangen!

Zwangshandlungen stehen also in gar keinem Verhältnis zu dem, was sie eigentlich erreichen wollen oder verhindern sollen.

Genau wie bei den Zwangsgedanken erkennen die Betroffenen jedoch auch hier in einer „ruhigen Minute", dass die Zwangshandlungen unsinnig oder eben übertrieben sind. Diese Erkenntnis stellt sich dann vor allem in den Situationen ein, in denen man überhaupt keine Zwänge erlebt.

In zwangsauslösenden Lebenssituationen, wenn also die negative innere Unruhe richtig stark ist, weicht diese sichere Erkenntnis. In diesen Momenten tut man dann alles, nur um das unerträgliche innere Gefühl loszuwerden und die innere Anspannung zu verringern.

Die Betroffenen können sie nur sehr schwer bis überhaupt nicht unterdrücken

Den Zwangshandlungen zu widerstehen, das heißt, sie zu unterdrücken und gar nicht erst auszuführen, ist richtig schwer. Denn wenn sie nicht durchgeführt wird, schwindet auch das negative Gefühl der Angst, des Unbehagens oder des Ekels nicht. Das sogenannte „Unvollständigkeitsgefühl" will dann einfach nicht weichen. Dieser Begriff ist vermutlich anfangs erst einmal ungewohnt. Unvollständigkeit bezeichnet hier ein Gefühl der quälenden inneren Unzufriedenheit, dass eine Handlung „nicht richtig" oder „nicht vollständig" abgeschlossen sein könnte. Diese Handlung muss dann so lange durchgeführt und wiederholt werden, bis sich ein positives Gefühl einstellt, bis es sich sozusagen „richtig, gut und vollkommen" anfühlt.

Ich möchte Dir hier ein paar Beispiele für solche Unvollständigkeitsgefühle geben, damit Du genau verstehst, was ich sagen möchte:

- Das Anziehen der Kleidung muss sich „richtig" anfühlen.
- Die Schnürsenkel müssen immer mit derselben Spannung angezogen werden.
- Das Schließen der Haustür muss sich immer „richtig" anhören.

Besonders schwierig ist es, Zwangshandlungen immer dann zu widerstehen, wenn damit die Befürchtung verbunden ist, dass etwas Schlimmes passieren kann, falls die Handlung unterlassen wird. Die betroffenen Personen fürchten dann einen großen Schaden – entweder für ihre eigene Person oder für Mitmenschen. Dieses Risiko wollen sie einfach nicht eingehen und deshalb führen sie die Zwangshandlungen sozusagen „sicherheitshalber" aus.

Am Anfang ist es noch leichter, den Zwangshandlungen zu widerstehen. Doch mit fortschreitendem Krankheitsverlauf wird es immer schwerer. Vielen betroffenen Personen fällt es in der Öffentlichkeit leichter, den zwanghaften Handlungen zu widerstehen, als im vertrauten heimischen Umfeld.

Auch Zwangshandlungen haben viele Facetten

Es gibt nicht die „typische" Zwangshandlung, sondern jeder Betroffene hat seine eigenen Rituale. So gibt es folgende Inhalte von Zwangshandlungen:

Zwangsgedanken	Beispiel
Waschen & Reinigen	Duschen, ständiges Hände-waschen
Kontrollieren	Ist der Herd aus? Ist das Licht ausgeschaltet?
Rituale zum Vermeiden von Kontakten	Mit Handschuhen Zug oder U-Bahn fahren. Mit dem Ärmel des Pullovers die Türklinke anfassen.
Ordnen	Gegenstände müssen auf dem Schreibtisch oder im Zimmer immer an derselben Stelle liegen.
Wiederholen	Der Mutter oder dem Vater wird wiederholt dieselbe Frage gestellt, auch wenn diese schon mehrfach beantwortet wurde.

Zählen	Wie viele Bücher stehen im Regal? Wie viele Fenster hat ein Haus?
Diverse Handlungen	Sammeln von Kaugummipapier oder sonstigen unnützen Gegenständen.

Magisches Denken

Zwangsrituale können bereits im frühen Lebensalter von fünf bis acht Jahren auftreten, vereinzelt sogar noch früher! In der psychotherapeutischen Behandlung mit Mia haben mein Mann und ich ein junges Paar kennengelernt, das uns anvertraute, dass bereits bei ihrem zweijährigen Sohn Matteo gewisse zwanghafte Verhaltensweisen aufgetreten sind. Zu solchen Verhaltensweisen gehören auch magische Gedanken, die eine Erscheinungsform der Zwangsstörungen sind.

Für kleinere Kinder, die sich aus psychoanalytischer Sicht noch in der „analen Phase" befinden – also zwischen dem zweiten und dem dritten Lebensjahr – ist das magische Denken ein ganz normaler Entwicklungsbestandteil.

Selbsttest für Eltern und Kinder

Ich habe von unserer Kindertherapeutin einen Selbsttest mitbekommen, den ich zuhause mit Mia gemacht habe.

Er hat uns geholfen, mehr Klarheit über den Zwang zu bekommen und herauszufinden, wie sehr uns sozusagen der „Zwangsdrache" den Alltag schwermacht.

Vielleicht kann auch Dir dieser Test helfen, einige Fragen für Dich und Dein Kind zu klären.

Lies Dir – am besten zusammen mit Deinem kleinen Schatz – die folgenden Fragestellungen durch und beantworte sie mit einem „Ja" oder einem „Nein":

1. Hat Dein Kind wiederkehrende quälende Gedanken, die es loswerden möchte, jedoch nicht kann?

Ja Nein

2. Hat Dein Kind das Bedürfnis, bestimmte Handlungen oftmals hintereinander zu wiederholen, obwohl es eigentlich unsinnig und auch übertrieben ist?

Ja Nein

3. Fühlt sich Dein Kind nach diesen wiederholten Zwangshandlungen besser? Reduzieren sich also die negativen Emotionen wie innere Anspannung, Ekel oder Angst?

Ja Nein

4. Versucht sich Dein Kind gegen die Zwangsgedanken und somit auch gegen das Ausführen der Zwangshandlungen zu wehren, doch es gelingt einfach nicht?

Ja Nein

5. Nehmen die Zwangsgedanken und Zwangshandlungen viel Zeit in Anspruch und belasten Dein Kind im Alltag massiv?

Ja Nein

Wenn Du mehr als zwei dieser Fragen mit einem „Ja" beantwortet hast, dann könnte Dein Kind an einer Zwangsstörung leiden. Ein sehr wichtiges Merkmal von Zwangserkrankungen ist, dass man sich sicher ist (oder zumindest ziemlich sicher), dass es Unsinn ist, diese Dinge zu denken oder zu tun. Man versucht aktiv Widerstand zu leisten, doch das gelingt, wenn überhaupt, nur in den seltensten Fällen.

In solchen Situationen braucht das Kind dringend Deine Unterstützung und professionelle Hilfe, um den Zwang zu überstehen.

PANDAS – was steckt dahinter?

Die Abkürzung „PANDAS" steht für „*Pediatric Autoimmune Neuropsychiatric Disorders Associated with Streptococcal Infections*".

Eine spezielle Erkrankungsform im Kindesalter ist das PANDAS-Syndrom. Hierbei kommt es durch eine körpereigene Autoimmunreaktion innerhalb von rund vier Wochen nach einer Infektion mit bestimmten bakteriellen Erregern – den sogenannten Streptokokken – zu Zwangshandlungen und Tics.

Das kann zum Beispiel nach einer Mandelentzündung der Fall sein. Diese Krankheit zeigt sich häufig bei Jungen zwischen dem fünften und dem zwölften Lebensjahr und kann sehr gut mit

Antibiotika behandelt werden. Werden die Krankheitsanzeichen hingegen nicht medizinisch therapiert, kann es zu einem länger andauernden und sogar chronischen Krankheitsverlauf kommen. Vor nicht allzu langer Zeit galt diese Krankheit noch als sehr selten: Es konnte lediglich ein Fall von 1000 erkrankten Patienten verzeichnet werden. In den vergangenen Jahren häuft sich die Krankheit jedoch zunehmend: So erkrankt heutzutage ein Kind von 200 an diesem neuropsychiatrischen Syndrom.

Ein charakteristisches Krankheitsmerkmal ist, dass die Anzeichen aus heiterem Himmel und in einer dramatischen Ausprägung auftreten. Diese Erkrankung ist ein weltweit anerkanntes Syndrom.

Es gibt folgende definierte PANDAS-Kriterien:

- Es können ungewöhnliche Tics oder Zwangsstörungen beobachtet werden.
- Erste Krankheitsanzeichen sind zwischen dem 3. Lebensjahr und dem Beginn der Pubertät zu erkennen.
- Die Krankheitssymptome treten akut oder episodisch auf.
- Es gibt einen engen Zusammenhang zwischen den auftretenden Zwangsstörungen und einer Infektion mit A-Streptokokken.

Die Erforschungsphase dieser Erkrankung ist bis heute noch nicht vollständig abgeschlossen. Aus diesem Grund wird das Krankheitsbild in der Internationalen Klassifikation von Krankheiten (ICD-10) auch nicht als eigene Erkrankung aufgeführt. Dennoch ist das Krankheitsbild als real anerkennt.

Mittlerweile ist PANDAS auch hierzulande im Bereich der Zwangs- und Tic-Erkrankungen zu einem wichtigen Studien- und Forschungsgegenstand geworden. Ein Forschungsteilbereich setzt sich beispielsweise mit der Fragestellung auseinander, ob Tic-Störungen und Zwänge bei Erwachsenen auf Streptokokken-Infektionen zurückgeführt werden können.

Zwischen der eigentlichen Infektionserkrankung und dem Auftreten der ersten Krankheitssymptome können Tage, zum Teil sogar zwei Monate vergehen. Ein genauer Untersuchungsbefund ist somit für jede Ärztin und jeden Arzt eine wirklich große Herausforderung. Zudem denken Mütter und Väter oft nicht daran, die Kinderärztin oder den behandelnden Kinderarzt über eine überstandene Infektionserkrankung des Kindes in Kenntnis zu setzen. Aus diesem Grund braucht es eine umfangreiche Anamnese – und dabei muss nicht nur die Krankheitsgeschichte des Patienten erfragt werden, sondern die der gesamten Familie!

Um andere Erkrankungen mit Sicherheit ausschließen zu können beziehungsweise um weitere Hinweise für die Krankheit zu finden, muss nicht nur eine klinische Untersuchung durchgeführt werden, sondern auch eine psychiatrische sowie eine neurologische. Auch Urinuntersuchungen, ein Stoffwechselprofil, ein Differentialblutbild und ein Streptokokken-Schnelltest können Teil der medizinischen Untersuchungen sein.

Um dieses Syndrom aber richtig diagnostizieren zu können, müssen mehrere Kriterien erkennbar sein:

- Verhaltens- und Denkstörungen oder Tics, die sich plötzlich bemerkbar machen.
- Verweigerung des Essens.

Zudem müssen mindestens zwei neuropsychiatrische Symptome vorliegen:

- Gedächtnisprobleme
- allgemeines ängstliches Verhalten
- emotional labil
- kognitive Defizite
- Schlechtere Schulleistungen (oder Arbeitsleistungen bei erwachsenen Personen)

- Bei Kindern und Jugendlichen zeigt sich in manchen Fällen auch eine Rückbildung der Verhaltensreife.
- Schlafstörungen
- Bettnässen
- Veränderte Häufigkeit beim Wasserlassen
- Reizbarkeit & aufsässiges Verhalten
- Auffälligkeiten in der Sensorik und der Motorik, zum Beispiel eine unleserlichere Handschrift.

Doch wie kann das sein, dass eine Infektionskrankheit tatsächlich zu Tics und Zwängen führt?

Medizinerinnen und Mediziner gehen davon aus, dass bei einer Infektionserkrankung in den betroffenen Körperbereichen, wie zum Beispiel im Hals- oder Rachenraum, bestimmte Antikörper vom Körper gebildet werden. Diese Antikörper richten sich gegen die Oberfläche der Bakterienzellen und reagieren quer mit bestimmten Hirnstrukturen. Ein Beispiel für solche Hirnstrukturen sind etwa die sogenannten Basalganglien, die für Bewegung und Koordination verantwortlich sind. Wenn diese Gehirnbereiche nun infiziert sind, können sich daraus Veränderungen in der Motorik, in der Verweigerung der Nahrungsaufnahme oder im Verhalten entwickeln: So kann es zu Gedächtnisproblemen, Bettnässen oder eben zu ruckartig beginnenden Zwangsstörungen kommen.

Unbehandelt können diese Beeinträchtigungen chronisch werden und somit das ganze Leben lang andauern. Zudem werden sie begleitet von unangenehmen körperlichen Begleiterscheinungen wie zum Beispiel Schwitzen, starkem Herzklopfen, innerer Anspannung und Zittergefühlen.

Im Allgemeinen tritt die erste Krankheitsphase im Schulalter auf, also zwischen dem 6. und dem 7. Lebensjahr *(vgl. Joe, B. (o. J.). Was ist PANDAS? - Ursachen, Symptome, Behandlung ». Krank.de. Abgerufen 22. September 2020, von https://krank.de/krankheiten/pandas/).*

Zwangserkrankungen – Häufigkeit & Lebensalter

Leichtere zwanghafte Angewohnheiten, wie zum Beispiel die Kontrolle, ob man das Licht oder den Herd ausgeschaltet beziehungsweise die Haustür verriegelt hat, treten bei rund einem Drittel der Bevölkerung auf. Sie brauchen in den meisten Fällen keine therapeutische Behandlung.

Verschiedene wissenschaftliche Forschungsstudien haben sich mit dem Vorkommen diverser Erkrankungen beschäftigt und dafür die Allgemeinbevölkerung befragt. Bei rund 1 bis 3 Prozent aller Kinder und Jugendliche konnten Zwänge in einem behandlungsbedürftigen Ausmaß festgestellt werden. 20 Prozent davon hatten das 10. Lebensjahr noch nicht vollendet. Den ersten Höhepunkt erreichten die Zwangsstörungen hingegen im elften Lebensjahr, den zweiten dann im früheren Erwachsenenalter.

Im Kindesalter sind Jungen deutlich häufiger von Zwangserkrankungen betroffen. Bei Mädchen beginnen Zwänge meistens erst in der Pubertät. Ab dem Jugendalter gibt es zwischen den beiden Geschlechtern keine signifikanten Unterschiede mehr, was Zwangsstörungen angeht. Kinder haben seltener Zwangsgedanken oder Zwangsvorstellungen als erwachsene Personen, doch dafür leiden sie öfter unter Tics. Beginnen die Störungen bei Jungen recht früh, dann zeigen sich öfter motorische Tics. Frühe Zwangsstörungen nehmen auch öfter einen schweren Verlauf.

Wenn Zwangsstörungen vor dem 14. Lebensjahr auftreten, ist im Allgemeinen auch die familiäre Belastung sehr hoch. Treten die Störungen also bei kleineren Kindern auf, kann das für das direkte Umfeld und die anderen Familienmitglieder belastender sein als bei älteren Kindern.

Zwangsrituale zeigen sich schon zwischen dem fünften und dem achten Lebensjahr, in vereinzelten Fällen sogar schon früher. Einige Mütter und Väter berichten schon von ihren zwei- oder dreijährigen Kindern, die unter bestimmten Tics oder Zwangsstörungen leiden. Der zweite Erkrankungshöhepunkt liegt dann zwischen dem 22. und dem 25. Lebensjahr: Hier gibt es keine wesentlichen Unterschiede mehr zwischen dem weiblichen und dem männlichen Geschlecht.

Welche Zwänge gibt es und welche treten häufig bei Kindern auf?

Es gibt nicht nur den „einen" Zwang, sondern viele verschiedene Erscheinungsformen. Es gibt Zwangsgedanken mit Wiederholungszwängen oder auch Waschzwänge kommen sehr häufig vor, wie bei unserer Mia auch.

Im Folgenden möchte ich Dir einen Überblick über die verschiedenen Zwangsstörungen geben, damit Du einen besseren Eindruck davon bekommst, wie facettenreich sich Zwänge ausdrücken können:

Reinigungs- und Waschzwänge

Zwanghafte Kinder und auch Jugendliche waschen und duschen sich überdurchschnittlich oft. Sie wechseln auch mehrfach am Tag die Kleidung, weil sie ihnen zu verschmutzt vorkommt. Die betroffenen Mädchen und Jungen putzen sich auch ständig die Zähne oder reinigen Gegenstände im Badezimmer oder in ihrem eigenen Zimmer.

Sie sind aber nicht glücklich, wenn sie diese Zwangshandlung durchführen und reagieren auch sehr gereizt, wenn sie bei ihren Putz- und Reinigungsritualen gestört oder gar daran gehindert werden.

Zudem gibt es Situationen, in denen Putz-, Wasch- und Reinigungszwänge wieder hervorgerufen werden und die Kinder beginnen, sich innerlich unruhig und unwohl zu fühlen. Das können beispielsweise sein:

a. Situationen, in denen (öffentliche) Türklinken berührt oder Toiletten benutzt werden. Auch Hände schütteln oder auswärts im Restaurant essen kann zum Auslösen der Zwangshandlung führen.

b. unangenehme und sehr aufdringliche Gedanken wie zum Beispiel: „Ich kann jetzt bestimmt richtig krank werden!"
c. Befürchtungen von verhängnisvollen Konsequenzen wie zum Beispiel: *„Ich werde jetzt bestimmt krank und werde sterben müssen."*

Das kannst Du tun

Unterstütze Dein Kind hier vor allem durch die Selbstbeobachtung. Versucht gemeinsam herauszufinden, bei welchen Gelegenheiten es zum Beispiel beginnt sich zu waschen. Was löst im Alltag das zwanghafte Waschverhalten aus? Ich habe mich auch mit Mia zusammen gefragt, was genau die unheilvollen und negativen Emotionen in ihr aufsteigen lässt. Ich habe Mia versucht vor Augen zu führen, wie ihr Waschritual auf Außenstehende wirkt und wieviel Zeit es sie jeden Tag kostet. Versuche, dem Kind zu erklären, dass die aufdringlichen Gedanken und die damit zusammenhängenden Emotionen nur in seiner Vorstellung sind und nicht in der realen Welt vorkommen. Ich habe Mia den sichtbaren Schmutz im Haus gezeigt, damit sie sicherer in ihrer eigenen Wahrnehmung wird und besser entscheiden kann, ob sie ihre Hände tatsächlich waschen muss oder ob

Gegenstände im Haus wirklich geputzt werden müssen.

Es ist auch sehr wichtig, dem Kind zu erklären, dass das Aufkommen der Zwangsgedanken nicht verhindert werden kann. Doch mit der nötigen Portion Willenskraft kann es das Zwangsverhalten unterlassen. In unserem Fall brauchte es die Konfrontation mit den „verunreinigten“ Objekten. Anschließend sollte sich Mia trauen, sich mit der „verschmutzten“ Hand ins Gesicht zu fassen, ohne davor die Hände zu waschen. Diese Konfrontationstherapie erfordert viel Mut und auch Geduld. Es ist wichtig, dass das Kind diese Willenskraft von alleine aufbringt und nicht von außen gezwungen wird. Der Weg dahin war alles andere als leicht, doch wir hatten liebevolle professionelle therapeutische Begleitung.

Kinder und Jugendliche, die von einem Waschzwang betroffen sind, haben Schwierigkeiten mit einer realitätsnahen Wahrnehmung. Sie sind sich oftmals nicht sicher, ob es sich um tatsächlichen Schmutz handelt, der für alle anderen auch sichtbar ist oder um befürchteten Schmutz, der vom Umfeld gar nicht wahrgenommen werden kann. Um diese Unterscheidung aber genau zu lernen, braucht das Kind

Deine Hilfe! Es muss lernen, das genau zu differenzieren und was noch wichtiger ist, es realitätsgerecht zu bewerten.

Die betroffenen Mädchen und Jungen leiden unter einer starken inneren Erregung und Anspannung und sind infolgedessen gar nicht wirklich in der Lage, normale Abläufe zu erkennen. Mia war sich überhaupt nicht sicher, wie man sich die Hände „auf normale Art und Weise" wäscht. Daher ist es wichtig, dass diese Kinder sozusagen am Modell lernen können. Mach Du es Deinem Kind vor, aber ermuntere es auf keinen Fall, nach einem neuen, festen Muster vorzugehen. Vielmehr soll es selbst experimentieren, sich die Hände einseifen und kreuz und quer reiben. Auf diese Weise lernt es flexibler zu handeln.

Die Konfrontationsübungen sind sehr wichtig und hilfreich für das Kind. Falls Du merkst, dass das Kind dabei an seine Belastungsgrenzen stößt, sollte es im Vorfeld Sport treiben. Sport entspannt und erleichtert Deinem Kind diese Übungen, das hat uns auch die Therapeutin immer wieder gesagt.

Später braucht es diese „Vorsorge" dann nicht mehr, denn es wird sich an die positiven Empfindungen gewöhnen.

Die eigentliche Belohnung für die unheimlich große Anstrengung ist das enorme Glücksgefühl nach dem erfolgreichen Abbau der Zwangssymptome. Diese stellt sich recht spät ein, nämlich erst nach Wochen oder gar Monaten. Das ist vor allem bei Kleinkindern schwierig, denn sie sind mit ihren Emotionen, ihren Wünschen und Vorstellungen, ja mit ihrem ganzen Erleben noch sehr stark im Hier und Jetzt verwurzelt. Sie leben vorwiegend ohne eine Zukunftsorientierung und so ist es auch nicht leicht, ihnen eine weit entfernte Belohnung in Aussicht zu stellen. Hier braucht es viel Geduld und geeignete Anreize wie zum Beispiel eine gemeinsame Unternehmung mit der ganzen Familie.

Wiederholen von Handlungen wie zum Beispiel Zählen, Lesen oder Bewegen

Hier neigen die betroffenen Kinder dazu, sich mit zwanghaften Wiederholungen gegen schreckliche Gedanken und Vorstellungen zu schützen. Sobald aufdringliche Zwangsgedanken auftreten, wiederholen die Kleinen bestimmte Verhaltensweisen: Das können offene Handlungen sein wie zum Beispiel das Berühren eines Türrahmens oder verdeckte Handlungen wie etwa stummes Zählen. Während der Handlungsausführung und auch im Anschluss sind sich die betroffenen Kinder aber nicht lange sicher, ob sie die vermeintliche Katastrophe wirklich verhindern können. Dementsprechend bleiben auch eine innere Unruhe und eine große Anspannung zurück.

Die Handlung wird dann so lange zwanghaft wiederholt, bis das Kind das Gefühl hat, dass es innerlich ruhiger wird. An schlechten Tagen wird die Handlung öfter ausgeführt, an guten Tagen weniger oft. Die betroffenen Mädchen und Jungen glauben an einen magischen Zusammenhang zwischen dem Zwangshandeln und dem Verhüten des vermeintlich drohenden Unheils. Sie glauben daran, weil sie nicht im Stande sind, die gedanklichen Auslöser auf ihren Realitätsgehalt zu überprüfen. Sie fühlen sich ihnen einfach nur hilflos ausgeliefert und fühlen, dass sie irgendwas tun müssen.

Hier ist es wichtig, dem Kind immer wieder vor Augen zu führen, dass die Zwangsgedanken nur Befürchtungen sind, aber keine Wirklichkeit. Das Kind muss verstehen, dass es weder für sich selbst noch für andere eine Gefahr ist. Mütter und Väter können und müssen ihr Kind beruhigen: Gedanken allein lösen keine schrecklichen Handlungen oder Ereignisse aus. Es braucht keine Zwangsrituale, um gefürchtete

Konsequenzen abzuwehren. Sobald das Kind dann letztlich überzeugt ist, dass die Befürchtungen nur auf Vorstellungsebene existieren, wird es ihm immer leichter fallen, auf das zwanghafte Wiederholen bestimmter Verhaltensweisen zu verzichten.

Kontrollzwänge

Mit Kontrollzwängen versuchen Kinder und Jugendliche ein bestimmtes Fehlverhalten zu vermeiden, um sich und auch keinem anderen einen Schaden zuzufügen. So versuchen sie beispielsweise, unter größter Anstrengung ihre Lieben vor einer Vergiftung zu schützen, eine Verletzung zu vermeiden oder Ekelgefühle von sich selbst abzuwenden. Um solchen oder ähnlichen Gefahren zu entgehen, führen manche zwanghafte Prüfungsrituale durch, so beispielsweise zeitaufwändige Kontrollgänge durch das Haus. So überprüfen die Betroffenen Türen und Fenster auf Einbruchsicherheit oder ziehen Stecker aus der Steckdose, damit sich kein Brand entwickelt. Ebenso drehen sie Wasserhähne fest zu, damit es im Haus oder in der Wohnung nicht zu einem Wasserschaden kommt. Diese Kinder und Jugendlichen werden von einem überdurchschnittlichen großen Verantwortungsgefühl geleitet.

Auch hier ist es ganz wichtig, mit dem Kind zu sprechen: Die Gefahr existiert nur in der Vorstellung, nicht aber in der Realität. Das ist das Wichtigste, das Du Deinem Kind vermitteln musst. Das betroffene Mädchen oder der Junge lebt nur in seiner Zwangswelt und weiß oft gar nicht mehr, wie es sich aus dieser befreien soll. Daher musst Du dem Kind geduldig aufzeigen, welches Verhalten in welcher Situation natürlich und frei ist. Auch wenn es um Kontrollzwänge geht, sind Konfrontationsübungen der wirksamste therapeutische Baustein. Wenn ein Kind nicht mehr zwanghaft den Stecker aus der Steckdose zieht, nur um einen vermeintlichen Hausbrand zu vermeiden, dann wird in dem Kind innerlich Angst aufkommen. Es wird sich fürchten, durch Unterlassen einen großen Schaden anrichten zu können. Hier ist es wichtig, behutsam vorzugehen und das Kind nicht zu überfordern: Das heißt, es braucht kleine Konfrontationsschritte. Du könntest in einem solchen Fall das Kind anleiten, erst einmal bewusst und konzentriert nachzusehen, ob mögliche Gefahren drohen oder ob Fehler erkennbar sind: Ist das TV-Kabel sichtbar beschädigt? Ist draußen ein Gewitter? Ermutige das Kind immer und immer wieder, seinen eigenen Wahrnehmungen und seiner Einschätzung zu vertrauen.

Wenn das zwanghafte Kind schließlich den Mut fasst, nicht mehr alles kontrollieren zu wollen, dann machen sehr viele von ihnen die Erfahrung, dass das Unterlassen des Zwangs wesentlich leichter fällt, als sie es sich vorgestellt haben. Die Erwartungsängste und die Befürchtungen vor der Konfrontation sind oft deutlich größer als die eigentliche Angst in der tatsächlichen Zwangslage.

Wenn hier täglich geübt wird, dann gewöhnen sich zwanghafte Mädchen und Jungen schon nach wenigen Wochen oder Monaten daran, ohne Kontrollen auszukommen. Infolgedessen schwinden auch die Befürchtungen. Sicherlich ist der Weg mühsam und braucht viel Geduld, doch die Aussichten sind sehr positiv. Unterstützend sollte zudem eine gesunde Lebensführung stattfinden, mit vielen entspannenden Aktivitäten für die betroffenen Kinder und Jugendliche. So können sie sich zwischendurch immer wieder regenerieren und neue Kräfte schöpfen.

Sammeln und Horten von Dingen

Diese Kinder sammeln einfach alles, leider auch unnütze Gegenstände wie etwa alte Zeitschriften. Sie können sich einfach nicht dazu durchringen, unnötige Dinge wegzuwerfen. Sie geben als Grund oftmals an, dass sie befürchten, diese später noch brauchen zu können und dann eben nicht mehr besitzen. Diese Sorgen können ein solches Ausmaß erreichen, dass sie richtig reizbar und aggressiv werden, wenn Mutter oder Vater versuchen, die Gegenstände aufzuräumen oder gar wegzuwerfen.

Hier ist es sehr wichtig, dem Kind einen gesunden Abstand zu den Dingen beizubringen. Es ist wesentlich, sich auch mal von alten Gegenständen trennen zu können, die nicht mehr braucht werden, denn ansonsten droht man in der heutigen Konsum- und Wegwerfgesellschaft in einem Müllberg unterzugehen. Es ist nicht zielführend, das eigene Zimmer so mit Dingen vollzustellen, dass sich am Ende keiner mehr wohlfühlen und im Zimmer ordentlich bewegen kann. Hier ist die kognitive Therapie eine sehr sinnvolle und zielführende Lösung.

Auch Konfrontation ist an dieser Stelle ein wichtiges Stichwort. So kann ein Elternteil dem Kind helfen, immer einen kleinen Teil zu entsorgen. Das ist ein anstrengendes Unterfangen, doch der Einsatz lohnt sich auf jeden Fall, denn die innere Unruhe nimmt von Mal zu Mal mehr ab.

Aggressive sexuelle oder religiöse Zwangsgedanken

Wenn solche zwanghaften Gedanken auftreten, heißt das nicht, dass der Betroffene diese Gedanken gut findet und sie befürwortet. Nein, ganz im Gegenteil: Die Betroffenen finden sie abscheulich, grausam und sehr schlimm. Diese Zwangsgedanken stehen vollständig im Gegensatz zu dem, was sie normalerweise so denken.

Hier ist es sehr wichtig zu differenzieren: Zwangsgedanken bedeuten, dass das Kind an einer Zwangserkrankung leidet, nicht aber, dass das Kind den Zwangsgedanken so auch voll zustimmt. Die betroffenen Kinder finden die Gedanken also falsch, doch sie leiden trotzdem darunter.

Nachdem das mit Mia begann, informierte ich mich auch häufig im Internet. Ich war in vielen Foren unterwegs und las dort die Geschichten der anderen Foren-Diskussionsteilnehmer. So kam ich online ins Gespräch mit einer Mutter, die mir von ihrer 12-jährigen Tochter Stella erzählte. Ein wirklich eindrucksvolles Mädchen, von dem ich Dir auch kurz berichten möchte:

Stella ist schon immer ein herzensgutes und einfühlsames Mädchen gewesen. Umso verängstigter und entsetzter war die Kleine, als in ihr rund vier Monaten zuvor auf dem Weg in die Schule plötzlich der Gedanke aufkam, dass sie ein kleines Kind, das auf dem Gehweg gespielt hat, vor ein Auto geschubst hätte. Stella war sich im Grunde sicher, dass sie so etwas Schreckliches mit Sicherheit nie tun würde, aber der Gedanke wurde so mächtig und drängte sich so intensiv in ihren Kopf, dass sie begann, an ihren Überzeugungen zu zweifeln. Plötzlich begann sie sich schuldig zu fühlen und das würde ja wohl nicht der Fall sein, wenn sie nicht wirklich so etwas getan hätte, dachte sie sich. Sie ging also den ganzen Schulweg nochmal zurück, doch sie konnte nichts finden, was auf eine solche Tat hindeutete.

Nur zwei bis drei Tage später quälte sie erneut einen solcher Gedanke, aber diesmal glaubte das kleine Mädchen, dass sie eine Katze getreten hätte. Sie zweifelte und war wieder so verunsichert, dass sie erneut umkehrte und deshalb auch wieder zu spät zur Schule kam.

Stella litt dann nach einiger Zeit immer häufiger an solchen Gedanken, dass sie anderen Kindern, Mitmenschen oder Tieren Schaden zugefügt, indem sie diese geschubst, geschlagen oder getreten hätte. Die Gedanken machten ihr dann irgendwann solche Angst, dass sie sich überhaupt nicht mehr traute, vor die Tür zu gehen. Wenn sie raus musste, dann nur in Begleitung ihrer großen Schwester oder der Eltern.

Stellas Mutter konnte überhaupt keine Erklärung dafür finden, warum die Kleine nun plötzlich wieder in die Schule gefahren werden wollte, denn schließlich lief sie den Schulweg doch seit dem 8. Lebensjahr selbstständig. Zudem fiel ihr auf, dass das Mädchen in letzter Zeit sehr traurig war und sich auch kaum noch mit ihren Freudinnen zum Spielen verabredete. Sie sprach Stella zwar drauf an, doch diese versicherte immer wieder, dass sich die Mutter absolut keine Sorgen machen müsse. Stella wollte ihre Mutter mit den quälenden und schlimmen Gedanken auf keinen Fall beunruhigen. Sie schämte sich zu sehr dafür.

Die Geschichte der kleinen Stella hat mich sehr beeindruckt. Dieses kleine tapfere Mädchen kämpfte gegen so aggressive Zwangsgedanken und als Mutter brach es mir das Herz, dass ein kleines unschuldiges Wesen eine solche innere Qual alleine durchstehen musste, anstatt fröhlich, frei und unbeschwert zu sein. Mir wurde nochmals klar, wie wichtig es doch ist, rechtzeitig professionelle Hilfe in Anspruch zu nehmen, damit die aggressiven Zwangsgedanken oder die sonstigen Zwänge keine zu tiefen Wunden in die kindliche Seele bohren können. Zum Glück hat auch Stella die Zwangsgedanken überstanden und kann heute befreit und glücklich leben, wie jedes normale Mädchen eben.

Ordnungszwänge

Bei dieser Form der Zwänge möchten Kinder und Heranwachsende, dass alle Objekte im Haus ihre feste Ordnung und Struktur haben. So müssen beispielsweise die Bücher im Regal immer der Größe nach sortiert sein.

Ordnungszwänge treten auch oftmals in Kombination mit magischem Denken auf. Demnach hat eine Person beispielsweise Angst, dass ein schlimmes Unglück passieren könnte, nur weil etwas nicht korrekt geordnet ist.

Biologische & psychologische Symptome & Ursachen von Zwängen

Es gibt unterschiedliche Gründe und Ursachen warum sich eine Zwangserkrankung entwickelt und weshalb diese aufrechterhalten bleibt. Eine wichtige Rolle nehmen körperliche Faktoren ein, aber auch soziale Faktoren müssen ausreichend Berücksichtigung finden. Es ist also wichtig, in welchem Umfeld jemand aufwächst und lebt.

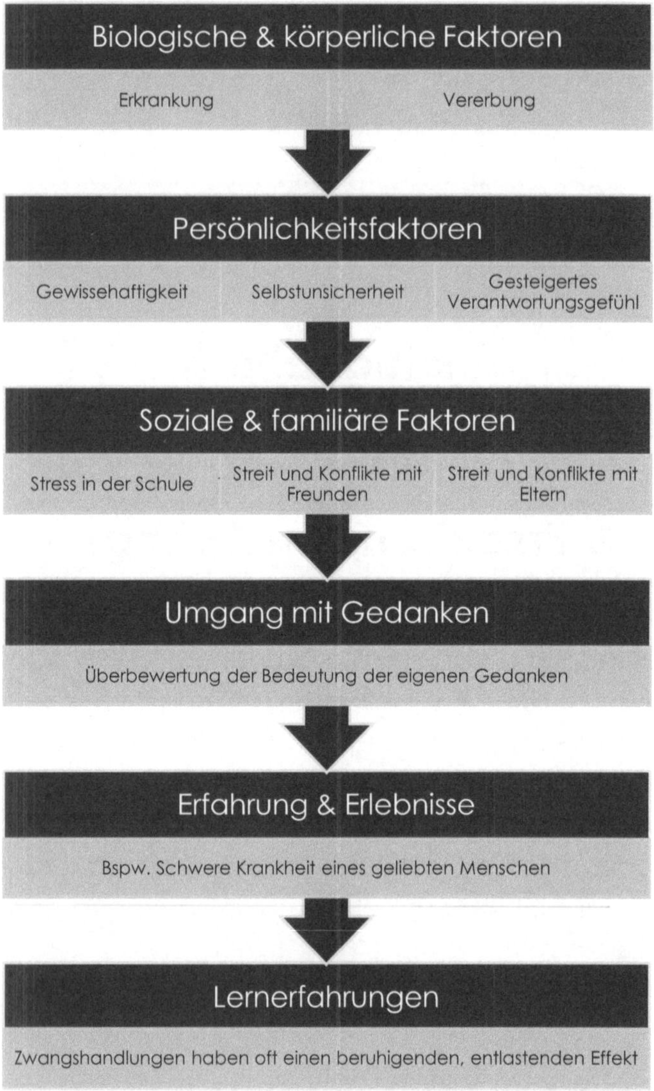
Biologische & körperliche Faktoren
Erkrankung
Vererbung
Persönlichkeitsfaktoren
Gewissehaftigkeit
Selbstunsicherheit
Gesteigertes Verantwortungsgefühl
Soziale & familiäre Faktoren
Stress in der Schule
Streit und Konflikte mit Freunden
Streit und Konflikte mit Eltern
Umgang mit Gedanken
Überbewertung der Bedeutung der eigenen Gedanken
Erfahrung & Erlebnisse
Bspw. Schwere Krankheit eines geliebten Menschen
Lernerfahrungen
Zwangshandlungen haben oft einen beruhigenden, entlastenden Effekt

Biologische und körperliche Faktoren

Wenn es um die Entstehung von Zwangsstörungen geht, spielen biologische Faktoren eine zentrale Rolle. So „erben" vermutlich ein Teil der Kinder und Jugendliche die Veranlagung zu einer Zwangserkrankung. Die Eltern und auch die Geschwister eines Kindes, das unter Zwängen leidet, sind häufiger als in der Allgemeinbevölkerung selbst von Zwangsstörungen betroffen. Auch bei eineiigen Zwillingen, die über eine identische genetische Struktur verfügen, ist das Risiko sehr hoch, dass beide Kinder an Zwangsstörungen erkranken. Bei zweieiigen Zwillingen ist die Wahrscheinlichkeit hingegen schon wesentlich geringer, denn sie haben unterschiedliches genetisches Material.

Die Hirnstrukturen und auch der Gehirnstoffwechsel werden von den Erbanlagen, den Genen, maßgeblich beeinflusst. Der Gehirnstoffwechsel bezeichnet alle Vorgänge im menschlichen Hirn, bei denen Informationen ausgetauscht und weitergegeben werden. Für diesen Informationsaustausch zwischen den einzelnen Hirnnervenzellen sind Botenstoffe verantwortlich, die sogenannten Transmitter. Bei Zwangsstörungen kommt vor allem dem Botenstoff Serotonin eine große Bedeutung zu.

Es gibt aber auch Erkrankungen, die zu Störungen im Gehirnstoffwechsel führen können und auf diese Weise die Entstehung von Zwangserkrankungen begünstigen können, so beispielswiese eine bakterielle Infektion mit Streptokokken. Diese kann in einem bestimmten Hirnareal dazu führen, dass ausgeprägte Zwangsstörungen auftreten.

Persönlichkeitsfaktoren

Hiermit sind die unterschiedlichen Persönlichkeitseigenschaften gemeint, die Menschen voneinander unterscheiden. Solche Eigenschaften werden zum einen vererbt und zum anderen von Umweltfaktoren wie dem elterlichen Erziehungsstil beeinflusst. Es gibt bestimmte Persönlichkeitsfaktoren, die einen Menschen anfälliger für die Entwicklung einer Zwangserkrankung machen können. Das ist zum Beispiel dann der Fall, wenn eine Person besonders gewissenhaft, vorsichtig oder ängstlich ist.

Soziale und familiäre Faktoren

Hiermit ist das soziale Umfeld eines Menschen gemeint – also der Freundeskreis, die anderen Familienmitglieder, die Schule oder die Arbeit.

In diesem Umfeld kann es auch immer wieder zu Belastungen kommen, die die Entstehung einer Zwangsstörung begünstigen können, so beispielsweise, wenn ein Mädchen oder ein Junge von den anderen Kindern permanent gehänselt oder sogar gemobbt wird. Möglicherweise gibt es aber auch viel Stress oder Streit mit Freunden oder das Kind hat nur sehr wenige Freunde und tut sich richtig schwer, neue Kontakte zu knüpfen.

Wir sind alle geprägt von unserer heimischen Erziehung durch unsere Eltern, doch auch andere Bezugspersonen, mit denen wir viel Zeit verbracht haben – wie etwa die Großeltern – haben einen großen Einfluss darauf, was wir tun und wie wir es tun. Was wir als richtig ansehen, was wir befürworten, Werte, die uns im Leben wichtig sind, wie etwa Humor, Zuverlässigkeit oder Ehrlichkeit – all das wird durch unsere Eltern und unser direktes Umfeld nachhaltig geprägt und beeinflusst. Alle Mütter und Väter haben im Allgemeinen gute Absichten mit ihren Kindern und alle Eltern möchten ihren Kindern einen perfekten Start ins Leben ermöglichen. Sie wollen ihren Kindern helfen, gesund und glücklich aufzuwachsen und das Beste aus ihrem eigenen Leben zu machen.

Dennoch kommt es immer wieder vor, dass dadurch auch Schwierigkeiten für das Kind entstehen. Und das ist den Eltern oft auch gar nicht wirklich klar. Das elterliche Erziehungsverhalten und das familiäre Klima können also auch einen wesentlichen Einfluss auf die Entstehung von Zwangserkrankungen haben. Wenn Eltern also beispielsweise eine hohe Erwartungshaltung hinsichtlich Ordnung, Perfektion und Sauberkeit haben, kann das durchaus die Entstehung bestimmter Ordnungs- und Sauberkeitszwänge begünstigen.

In nicht wenigen Fällen kennen Mütter und Väter zwanghafte ängstliche Verhaltensweisen von sich selbst: Diese seelischen Belastungen beeinflussen dann nicht nur das allgemeine Familienklima, sondern auch ihren Erziehungsstil.

Wenn es in einer Familie aber harmonisch zugeht, hat es sein Gutes, auch mal Meinungsverschiedenheiten auszutragen und nicht immer das zu tun, was die anderen wollen. Das ist wichtig, damit vor allem auch Kinder lernen, auf ihre eigenen Bedürfnisse zu achten und merken, dass sie nicht immer jedem alles recht machen können.

Eine gesunde Portion Ärger gehört zum Leben einfach mit dazu. Ansonsten kann es den Kindern ergehen wie Stella, dem kleinen Mädchen aus der Therapie, von dem ich vorhin erzählt habe. Wenn der Zwangsdrache dann über sie kommt und ihnen einredet, etwas Böses getan zu haben, haben sie ein schlechtes Gewissen und sind nicht in der Lage, diesen Gedanken als Unsinn abzutun.

Besondere Erfahrungen und Erlebnisse

Im sozialen und auch im familiären Umfeld kann auch eine schlimme Erfahrung oder ein schlimmes Erlebnis die Entstehung von Zwangsstörungen begünstigen. Besonders wichtig sind hier Ereignisse, die eine Veränderung im Leben mit sich bringen. Das kann beispielsweise ein Umzug in eine neue Stadt oder auch eine schwere Erkrankung sein.

Bei einigen Kindern und Jugendlichen kann auch eine bestimmte schlechte Erfahrung zur Entstehung von Zwangsstörungen beitragen. So kann beispielsweise ein Kind, für das Sauberkeit eine sehr große Rolle spielt, beim Toben mit Freunden aus Versehen mit Hundekot in Berührung kommen. Diese Erfahrung löst dann einen starken Ekel aus und führt letztlich zur Angst, durch diese Verschmutzung lebensgefährlich erkranken zu können. Aufgrund dieser Erfahrung kann sich auch ein extremer Waschzwang entwickeln.

Umgang mit den eigenen Gedanken

Wenn es um die Entwicklung von Zwangsgedanken geht, spielt auch der eigene Umgang mit sogenannten „aufdringlichen Gedanken" eine sehr wichtige Rolle. Solche Gedanken gehören zum normalen Gedankenfluss eines Menschen. Jeden Tag gehen uns die unterschiedlichsten Überlegungen durch den Kopf. Natürlich muss und kann nicht jedem Gedanken die gleiche Bedeutung beigemessen werden, sodass wir einige Gedanken oft gar nicht wirklich wahrnehmen und sie auch rasch wieder vergessen.

Im normalen Gedankenfluss können sich auch immer wieder unerwünschte Gedanken einschleichen wie etwa:

- *„Mein Vater könnte einen schlimmen Autounfall haben!“*
- *„Lea nervt mich, ich könnte Lea doch einfach umbringen!“*

Menschen, die sehr anfällig für Zwänge sind, können diese aufdringlichen Gedanken oft gar nicht vergessen. Sie messen ihnen viel zu große Bedeutung zu und beginnen über all das nachzugrübeln wie zum Beispiel:

- *„Warum kommt mir denn nur plötzlich so eine schreckliche Überlegung in den Kopf? Das muss doch eine tiefere Bedeutung haben, sonst würde ich ja so was gar nicht denken!“*
- *„Kann das wahr sein, dass ich Lea tatsächlich den Tod wünschen könnte?“*

Sie bewerten jeden einzelnen Gedanken als besonders wichtig. Und eben, weil sie manchen Gedanken eine so hohe Bedeutung beimessen, drängen sich diese Gedanken auch immer öfter in den Kopf: So hat sich dann ein Zwangsgedanke entwickelt und im Kind ein intensives negatives Gefühl wie zum Beispiel Ekel, Angst oder Sorge.

Lernerfahrungen

Auch Zwänge können „erlernt" werden. Jemand, der eine Veranlagung für die Entwicklung von Zwangsstörungen hat und etwas Schlimmes erlebt – wie zum Beispiel die schwere Krankheit eines Elternteils – kann beim Anfassen einer öffentlichen Türklinke schnell unter Zwangsgedanken leiden. Dieser Mensch könnte dann unter Angst und Sorgen leiden, sich am Türgriff mit gefährlichen Krankheitserregern infiziert zu haben und infolgedessen ebenfalls schwer zu erkranken. Das Gehirn hat die Kombination zwischen der Türklinke und der schweren Krankheit erlernt. Wann immer diese Person nun einen Türgriff außerhalb der eigenen vier Wände anfasst, kommen die Befürchtung und das negative Gefühl auf. Infolgedessen wird das Anfassen von Türgriffen vermieden oder – wenn es nicht anders geht – werden nach dem Anfassen mehrfach die Hände gewaschen: Der Zwang ist erlernt worden.

Diese Person lernt also, dass ein Vermeidungsverhalten und Zwangshandlungen eine entlastend-beruhigende Wirkung haben. Doch diese Wirkung hält nur kurzfristig an und so kommt es meistens zu einer Ausweitung der Zwangshandlungen. Das ist ähnlich wie bei einem Mückenstich, der juckt. Man weiß genau, dass das Kratzen langfristig zu einem noch stärkeren Jucken führt. Das Kratzen hilft nur kurzfristig, dennoch macht man es. Genauso wie man lernen kann, das Kratzen an einem Mückenstich zu unterlassen, kann man auch lernen. Zwangshandlungen und Vermeidungsverhalten zu unterlassen.

An dieser Stelle ist es mir nochmal sehr wichtig, mit Nachdruck zu sagen, dass ihr Eltern nicht schuld an der Erkrankung eures Kindes seid. Sehr viele Mütter und Väter belasten sich genau mit dieser Frage und quälen sich mit Selbstvorwürfen! Sie denken, in der Vergangenheit des Kindes alles falsch gemacht zu haben und Schuld daran zu sein, dass das Kind nun an einer Zwangsstörung leidet. Eine Zwangserkrankung entsteht nicht einzig durch einen „falschen" Erziehungsstil oder aufgrund einer bestimmten genetischen Prädisposition.

Es ist wissenschaftlich nachgewiesen, dass es unterschiedliche Risikofaktoren gibt, die von Mensch zu Mensch ganz unterschiedlich sind. Die Erziehung kann, muss aber kein Risikofaktor sein. Ebenso ist der biologische Faktor nicht ausschlaggebend. Eine Zwangserkrankung entsteht immer durch ein Zusammenspiel mehrerer Risikofaktoren.

Ein bedeutender Risikofaktor hingegen sind zu hohe Erwartungen bezüglich guter Leistungen, Pflichterfüllung und Ordnung. Es hängt aber auch von der Persönlichkeitsstruktur sowie von den kindlichen Fähigkeiten ab, welche Erwartungen angemessen sind und welche das Kind eher überfordern würden.

Es ist wichtig, eine ausgewogene Balance zwischen Streit und Harmonie innerhalb der Familie zu erreichen. Ebenso ist es enorm wichtig, für das Kind ein passendes Gleichgewicht zu finden, zwischen Fürsorge, Behüten und Kind-sein-dürfen. Auf der einen Seite braucht ein Kind die elterliche Unterstützung, doch auf der anderen Seite braucht es auch ausreichend Freiräume, um sich entfalten und entwickeln zu können.

Eltern von zwanghaften Kindern sind häufig selbst sehr ängstlich und neigen dazu, ihre Kinder viel zu sehr zu behüten.

Denke immer daran, dass Du als Mutter und Vater ein Vorbild für Deine Kinder bist und sie viel von Dir und Euch übernehmen. Wenn Du also selbst unter einer Zwangserkrankung leidest oder ein Verhalten hast, das in eine ähnliche Richtung geht, dann ist es wichtig und richtig, Dir auch selbst Hilfe zu holen.

Abgrenzung zu anderen ähnlichen Krankheitsformen

Nicht alle Merkmale einer Zwangsstörung sind eindeutig einer Erkrankung zuzuordnen, sondern sie können auch im Rahmen anderer Erkrankungen auftreten.

Wer krank ist, kann seinen alltäglichen Aufgaben nicht wie gewohnt nachkommen, keine Freunde treffen und sich auch nicht an seinen Hobbys erfreuen. Wer anders als sonst über einen längeren Zeitraum hinweg traurig ist und nichts mehr mit anderen Menschen unternehmen will, für den kann sich ein solches Gefühl schon sehr fremd anfühlen. Es ist oft ziemlich komplex, eine Zwangserkrankung von anderen Krankheiten abzugrenzen. Zudem muss auch

Berücksichtigung finden, dass in manchen Fällen verschiedene Erkrankungen auch gemeinsam auftreten können.

Im Folgenden möchte ich Dir einen Überblick über einige Erkrankungen geben, die gewisse gemeinsame Merkmale mit Zwangserkrankungen haben. Wenn einige der Beschreibungen zu den Problemen Deines Kindes passen, solltet ihr gemeinsam darüber sprechen und unbedingt auch die Begleitung durch eine Therapeutin oder einen Therapeuten in Anspruch nehmen. Die abschließende Diagnose kann letztlich immer nur ein Profi stellen, daher sind die folgenden Ausführungen nur als grobe Orientierung anzusehen.

Depressionen

Menschen, die an Depressionen leiden, fühlen sich oftmals tieftraurig. Sie haben überhaupt keinen Antrieb mehr, alltäglichen Dingen nachzugehen oder etwas zu unternehmen, das ihnen eigentlich sonst viel Spaß macht. Sie können sich nur sehr schwer zu etwas aufraffen.

Sie möchten nicht mehr in die freie Natur, können sehr schlecht schlafen und auch das Essen schmeckt nicht mehr. Depressive Menschen grübeln sehr viel, kämpfen mit düsteren Gedanken und kreisen immer wieder um dieselben Themen. Das hat eine gewisse Ähnlichkeit mit wiederkehrenden Zwangsgedanken. Der Hauptunterschied ist hier jedoch, dass depressive Menschen dieses Grübeln als stimmig und zu ihrer Persönlichkeit gehörend erleben. Jemand, der unter Zwangsgedanken leidet, empfindet diese Gedanken nicht als zu ihm gehörend und findet sie unsinnig.

Viele Menschen, die unter Zwangserkrankungen leiden, haben oft auch gleichzeitig eine Depressionserkrankung, eben weil der Zwang sie in ihrem Leben so sehr belastet. Auch Kinder und Jugendliche, die mit Zwängen zu tun haben, leiden häufig zusätzlich unter depressiven Verstimmungen. Vor dem Aufkommen einer Zwangsstörung werden Depressionen nur sehr selten diagnostiziert. Die Kinder fühlen sich ihren Zwängen hilflos ausgeliefert, sehen sich nicht in der Lage, darauf tatsächlich Einfluss zu nehmen und werden zunehmend trauriger und depressiver.

Täglich leiden sie unter Niedergeschlagenheit, Lustlosigkeit und Antriebslosigkeit. Sie sind reizbarer, innerlich unruhig und zeigen auch Störungen im Ess- und Schlafverhalten. Die negativen Zwangsgedanken führen auch zunehmend zu Schuldgefühlen und einem verminderten

Selbstbewusstsein. Es ist sehr wichtig, diese Entwicklungen rechtzeitig zu erkennen und den Kindern und Jugendlichen durch professionelle Unterstützung eine helfende Hand zu reichen. Ansonsten grübeln sie immer weiter und werden von Tag zu Tag hoffnungsloser.

Es gibt also einen sehr wichtigen Unterschied zwischen depressivem Grübeln und zwanghaftem Denken und anhand dessen kannst Du gut erkennen, woran Dein Kind leidet:

Depressive Personen überschätzen ihre persönliche Verantwortung für vergangene negative Ereignisse. Sie fühlen sich deshalb schuldig und tieftraurig.

Personen, die jedoch unter Zwangsgedanken leiden, machen sich große Sorgen um zukünftige Gefahren und vermeintliche Bedrohungen. Sie geben sich größte Mühe, die gefürchteten Katastrophen noch abzuwenden und sich nicht wertlos oder schuldig zu fühlen. Diese Bedrohungsgefühle von Kindern und Jugendlichen sind nicht realistisch. Die Grübeleien von depressiven Personen drehen sich hingegen um reale Erlebnisse, die aber sehr einseitig negativ bewertet werden.

Angsterkrankungen

In der medizinischen Fachsprache ist hier von Phobien die Rede: Die betroffenen Personen haben eine übertriebene Angst vor bestimmten Dingen wie etwa Spritzen oder Gewittern sowie vor Lebewesen wie zum Beispiel Spinnen.

Sie denken sehr viel darüber nach, wie sie diesen Dingen aus dem Weg gehen können. Das gelingt zum Teil auch ganz gut, denn sie können im Vergleich zu Zwangserkrankungen das, wovor sie Angst haben, ganz klar eingrenzen. So ist es beispielsweise viel leichter einem großen Hund aus dem Weg zu gehen als allem, was einem Kreuz ähnlich sieht. Menschen, die eine Phobie haben, können durch gezielte Vermeidung ihre Angst bewältigen und müssen somit keine Zwangshandlungen ausführen!

Eine andere Form der Angsterkrankung ist die generalisierte Angststörung. Hier haben die betroffenen Personen permanent übertriebene Sorgen um diverse alltägliche Probleme. Sie sorgen sich beispielsweise um ihre Noten, die Gesundheit der Eltern, finanzielle Probleme oder den Streit mit Freunden. Doch auch die generalisierte Angststörung lässt sich sehr gut von Zwangsgedanken abgrenzen, denn die Gedanken der betroffenen Personen, die unter einer solchen Angststörung leiden, drehen sich um tatsächliche Alltagsprobleme. Sie werden nicht als unsinnig empfunden, sondern lediglich als übertrieben. Des Weiteren versuchen Menschen mit einer generalisierten Angststörung nicht, ihre Ängste durch Zwangshandlungen zu mindern.

Tic-Störungen

Wenn ein Mädchen oder ein Junge immer wieder plötzliche Bewegungen machen, die für Außenstehende keinen Sinn ergeben – zum Beispiel das Zusammenkneifen der Augen oder das ständige Schneiden von Grimassen – dann könnte das Kind unter einer Tic-Störung leiden.

Betroffene können diese Bewegungen zwar aufschieben, aber nicht komplett unterdrücken, ähnliche wie Zwangspatienten auch. Einige Tics kann man sehen, andere wiederum hören, so beispielsweise, wenn eine betroffene Person immer wieder zischen oder sich räuspern muss. Leichte Tic-Störungen sind leise und laufen unauffällig ab. Wird die Erkrankung aber immer schwerer, können auch die Tics immer auffälliger in Erscheinung treten und die Betroffenen in ihrer Lebensqualität drastisch einschränken.

Die Ähnlichkeit zwischen Tic-Störungen und Zwängen liegt darin, dass die Betroffenen einem Tic so gut wie kaum widerstehen können. Dennoch sind Zwangshandlungen wesentlich umfangreicher und dienen dazu, negative Gefühle wie Ekel oder Angst zu mindern. Diese „Aufgabe" haben Tics nicht.

Essstörungen

Betroffene, die an einer Essstörung leiden, machen sich übertrieben viele Gedanken über ihr Gewicht und generell über das Thema „Essen".

Sie fühlen sich zu dick, obwohl sie das in Wahrheit gar nicht sind und wollen ständig Gewicht reduzieren. Einige von ihnen machen Listen mit Nahrungsmitteln und sammeln viele Rezepte. Sie essen nur ausgewählte Lebensmittel und ertragen es absolut nicht, wenn ihnen etwas aufgezwungen wird. Das Meiden bestimmter Nahrungsmittel kommt auch bei Zwangserkrankten vor. Hier geht es aber nicht um eine vermeintliche Gewichtszunahme, sondern um die Angst vor bestimmten Erkrankungen oder Vergiftungen.

Psychische Störungen

In ungefähr 70 % aller Fälle treten neben Zwängen auch gewisse psychische Störungen auf: Am häufigsten kommen depressive Verstimmungen und Angststörungen vor. Doch auch Aufmerksamkeits- und Hyperaktivitätsstörungen (ADHS) sowie Störungen des Sozialverhaltens können vorkommen. Bei ungefähr 20 – 30 % aller Kinder treten Zwangsstörungen in Kombination mit Tics auf. Je schwerer die Zwangserkrankung ist und je früher sie auftritt, desto größer ist auch die Wahrscheinlichkeit, dass weitere psychische Erkrankungen vorliegen.

Eine solche psychische Erkrankung ist zum Beispiel die **Trennungsangst** im Kindesalter. Sie ist aber keinesfalls mit einer Zwangsstörung gleichzusetzen.

Die Trennungsangst gehört zu den häufigsten Angststörungen bei Kindern und wird im Allgemeinen bis zum 18. Lebensjahr diagnostiziert. Sie zeigt sich oftmals nach einer anhaltenden Belastung, so beispielsweise nach einem Schulwechsel oder einem Umzug. Auch nach dem Verlust eines geliebten, nahestehenden Menschen oder eines Haustiers kann sie auftreten. Hinter der Trennungsangst steht oftmals die Befürchtung, dass den Eltern oder anderen geliebten Menschen etwas Schlimmes zustoßen könnte. So könnte die Mutter oder der Vater schwer krank oder verletzt werden.

Kinder und Jugendliche, die unter Trennungsängsten leiden, haben oft Schwierigkeiten, zum Kindergarten oder in die Schule zu gehen. Sie wollen auch nicht allein zuhause bleiben oder bei anderen – wie etwa Oma und Opa übernachten. Einige von ihnen leiden immer wieder unter Albträumen von Trennungen. Andere klagen sogar über körperliche Beschwerden wie Übelkeit oder Kopfschmerzen, sobald die Trennung von den Eltern oder einer anderen geliebten Person bevorsteht.

Auch **Panikanfälle** können zu diesen psychischen Störungen gehören, die eine Zwangserkrankung begleiten können.

Zwanghafte Kinder und Jugendliche können immer wieder solche panikartigen Angstanfälle zeigen. Sie treten plötzlich auf, also meistens unvorhersehbar und sind mit einer intensiven Angst und inneren Unruhe verbunden.

Eine Panikattacke gilt dann als bestätigt, wenn mindestens vier der folgenden Panik-Symptome innerhalb von 10 Minuten auftreten:

- Schwitzen

- Herzrasen & Herzklopfen
- Erstickungsgefühle
- Zittern
- Atemnot
- Beklemmungsgefühl im Brustbereich
- Übelkeit oder sonstige Magen-Darm-Beschwerden
- Schwindelgefühle
- Unsicherheit
- Benommenheit und ein Gefühl der Ohnmacht
- Kribbel- und Taubheitsgefühle
- Hitzewallungen und Kälteschauer
- Angst, die Kontrolle über die eigene Person zu verlieren und verrückt zu werden
- Todesangst.

Häufig wird auch die Frage gestellt: **„Zwang oder Schizophrenie?"**

Zwanghafte Gedanken und Zwangshandlungen haben oftmals auch einen merkwürdigen, bizarren und abartigen Charakter, weshalb Zwangserkrankte oft für „verrückt" oder gar für „geisteskrank" gehalten werden. Im Vergleich zu schizophrenen Störungen basieren Zwänge aber nicht auf ein wahnhaftes Erleben. Schizophrenie-Patienten glauben fest an ihre wahnhaften Erscheinungen. Zwangserkrankte leiden vielmehr unter ihren inneren quälenden Gedanken und Befürchtungen. Personen, die unter Zwängen leiden, können sich aber von ihren Zwangsgedanken distanzieren, das gelingt Schizophrenie-Patienten nicht. Diese können sich von ihren wahnhaften Vorstellungen einfach nicht befreien. Schizophrene Personen sind immer vollkommen überzeugt von ihren Ideen sowie ihren wahnhaften Gedanken. Sie meinen aus voller Überzeugung, von bösen Mächten gesteuert zu werden oder etwas im Sinne eines Auftrags tun zu müssen. Sie sehen dabei oft nicht, wie realitätsfremd das eigentlich ist. Ein solches Verhalten kommt bei Zwangserkrankten nicht vor.

Behandlungsmöglichkeiten & Therapieverfahren für Zwänge

Am Anfang jeder Behandlung steht ein umfassendes und ausführliche Diagnostikverfahren. Diagnostik bedeutet, dass der Therapeut Dich und Dein Kind zuerst einmal sehr gut kennenlernt – die Zwänge und Probleme, aber auch die Talente und Stärken. Umgekehrt habt auch ihr die Gelegenheit, die Therapeutin oder den Therapeuten kennenzulernen. Ihr könnt frei aus dem Bauch heraus entscheiden, ob ihr sie oder ihn sympathisch findet. Das ist wichtig, denn Dein Kind soll sich trauen, ihr beziehungsweise ihm auch peinliche oder schlimme Zwangsgedanken anzuvertrauen. Je offener und ehrlicher der Umgang miteinander ist, desto mehr kann Euch die Therapeutin oder der Therapeut bei der Zwangsbewältigung auch helfen.

Damit die Therapie auch wirklich erfolgreich und wirksam sein kann, musst Du – und auch Dein Kind - bereit sein, etwas nachhaltig zu verändern. Das ist manchmal leichter gesagt als getan, vor allem dann, wenn Zwänge Euch schon eine längere Zeit begleiten oder wenn die Zwangsgedanken sehr beängstigend und schlimm sind. Es braucht viel Kraft und auch Mut, sich den Zwängen entgegenzustellen. Je mehr eine Person unter Zwängen leidet, desto größer ist im Allgemeinen auch die Bereitschaft, professionelle Hilfe anzunehmen: Das hat uns jedenfalls Mias Therapeutin gesagt. Es ist wichtig, in der Therapie aktiv mitzuarbeiten und auf diese Weise immer mehr zu lernen, die Zwangshandlungen und Zwangsgedanken zu bewältigen.

Es gibt **4 wichtige Punkte**, die Deinem Kind helfen können, den Mut zur Veränderung zu finden:

1. Das Wissen über die eigene Erkrankung
2. Die Gewissheit, dass die eigene Familie und auch die Freunde immer hinter ihr oder ihm stehen.

3. Die Erkenntnis, dass die Zwänge das Kind in seinem alltäglichen Leben massiv einschränken.
4. Die Erkenntnis, dass die Zwangserkrankung auch die Menschen belastet, die das Kind liebt, so eben Euch als Eltern, Geschwister, Großeltern und auch Freunde.

Es ist anstrengend, Zwänge durch eine Therapie zu bewältigen, gar keine Frage. Doch Dein Kind muss aktiv sein und die Übungen mitmachen. Genau dabei musst Du es stärken und unterstützen. Nur auf diese Weise kann es sein Zwangsverhalten mindern und ein neues Verhalten erlernen. Die Therapeutin oder der Therapeut wird aus diesem Grund auch immer mit Euch als Eltern sprechen wollen, denn die familiäre Unterstützung ist für das Kind und den Behandlungserfolg entscheidend.

Therapie braucht also:

- Eine klare Diagnostik
- Vertrauen
- Die Bereitschaft etwas zu verändern
- Aktive Mitarbeit.

Die kognitive Verhaltenstherapie

Wenn es um die erfolgreiche Behandlung von Zwängen geht, wird in zahlreichen wissenschaftlichen Forschungsuntersuchungen der kognitiven Verhaltenstherapie die höchste Wirksamkeit beigemessen. Aus diesem Grund ist sie auch das Kernstück der Zwangserkrankung-Behandlung.

Das deklarierte Ziel ist, Zwänge zu mindern und auf diese Weise die kindliche Lebensqualität und das Wohlbefinden nachhaltig zu verbessern. In der kognitiven Verhaltenstherapie geht es dann darum, dem Kind einen anderen Umgang mit den Zwangsgedanken und auch mit den eigenen Gefühlen beizubringen (kognitive Therapie). Dadurch soll das Kind auch besser mit dem Druck umgehen können, die Zwangshandlungen durchführen zu müssen (Verhaltenstherapie).

Die kognitive Therapie

„Der Begriff „kognitiv" wird aus der lateinischen Sprache abgeleitet und bedeutet so viel wie erfahren oder erkennen.

Dieser Begriff wird immer dann verwendet, wenn es um den Umgang mit den eigenen Gedanken geht.

Du hast ja nun schon erfahren, dass bei der Entstehung von Zwängen den aufdringlichen Gedanken eine besonders große Rolle zukommt. In der kognitiven Therapie geht es auch darum, Dir und Deinem Kind mehr Informationen zu vermitteln, wie diese Gedankenbewertung verändert werden kann.

In diesem Zusammenhang gibt es ein wichtiges Stichwort, nämlich: Denkfehler.

Wenn Dein Kind viel über die aufdringlichen Gedanken nachgrübelt, trifft es häufig Fehleinschätzungen, was diese Gedanken zum einen tatsächlich bedeuten und was sie zum anderen bewirken können. Diese Fehleinschätzungen nennen Experten „Denkfehler".

Gemeint ist damit, dass es nicht die Gedanken an sich sind, die Dein Kind belasten, sondern vielmehr die Art und Weise, wie das Kind sie bewertet. Im Rahmen der kognitiven Therapie wird Euch die Therapeutin oder der Therapeut sinnvolle Wege aufzeigen, wie ihr Denkfehler besser und schneller erkennen könnt und wie ihr vor allem konstruktiver damit umgeht.

Eine Mutter erzählte mir einmal von ihrem elfjährigen Sohn Henry:

Henry litt unter sehr aggressiven Zwangsgedanken, dass er seinen kleinen Bruder ersticken könnte: *„Am liebsten würde ich Christian ersticken, indem ich ihm die Decke über den Kopf ziehe." Wenn ihm diese schrecklichen Gedanken in den Kopf kamen, dachte Henry nicht, wie unsinnig sie doch sind, sondern er schenkte den aufdringlichen Gedanken sehr viel Aufmerksamkeit. Er begann zu grübeln, wie schrecklich er das findet, dass er so etwas überhaupt denken kann. „Dass ich so etwas denke, heißt doch, dass der Gedanke wirklich wichtig ist, sonst würde ich ihn ja gar nicht haben, und der Gedanke würde mir auch nicht so eine große Angst einjagen."*

Er dachte wirklich, eine große Gefahr für seinen Bruder zu sein, wenn ihm solche Gedanken in den Kopf kommen: „Vielleicht bedeutet das, dass ich es auch tatsächlich tun würde, oder? Hundertprozentig kann ich mir da nicht sicher sein, dass nichts passiert. Wünsche ich meinem kleinen Bruder vielleicht wirklich den Tod, ohne mir dessen bewusst zu sein?"

Wenn Henry diese fürchterlichen Zwangsgedanken in den Kopf kamen, erlebte er eine große Angst und hatte sehr starke Schuldgefühle. Er musste dann seine Mutter mehrfach hintereinander fragen, ob es seinem Bruder auch wirklich gut gehe, ob Christian wohlauf und gesund sei und die Mutter musste ihm das immer und immer wieder bestätigen. Erst dann wurde die Angst geringer.

Henry hatte also als Zwangshandlung aus seinen Zwangsgedanken heraus einen Fragezwang entwickelt.

In der kognitiven Therapie lernte Henry dann schließlich gelernt zu erkennen, dass in einzelnen Gedanken nicht sein „wahres Ich" zum Vorschein kommt und dass ein Gedankengang allein keine Handlung auslösen kann – vor allem dann nicht, wenn sich der Gedanke eigentlich gegen seinen Willen richtet.

In der Therapie bekam der Junge viele wertvolle Tipps und kindgerechte Beispiele, damit er seine Situation noch besser verstehen konnte. So verdeutlichte ihm seine Therapeutin, dass aggressive Gedanken nicht automatisch zu aggressiven Handlungen führen. Das würde nämlich bedeuten, dass Menschen, die einem Beruf nachgehen, der viel mit Gewalt zu tun hat, auch ständig aggressive Taten selbst ausführen müssten, so etwa ein Krimiautor, der sich gewalttätige Geschichten ausdenkt. Doch das ist natürlich nicht der Fall.

Henry verdeutlichte sich mit der einfühlsamen Hilfe einer Therapeutin, dass er in der Vergangenheit noch nie einen Zwangsgedanken tatsächlich in die Realität umgesetzt hat. Warum sollte er nun jetzt plötzlich damit beginnen? Diese Erkenntnis beruhigte den Jungen innerlich sehr.

Auch praktische Übungen waren ein sehr wichtiger Teil der kognitiven Therapie, nicht nur bei Mia, sondern auch bei Henry. So versuchte er beispielsweise, allein durch die Macht seiner Gedanken ein Blatt Papier zu bewegen, das auf dem Tisch lag. Trotz maximaler Konzentration und Anstrengung konnte ihm das nicht gelingen. Die Erkenntnis: Warum sollte dann ein Zwangsgedanke eine tatsächliche Handlung bewirken?

Henry dachte viel darüber nach, ob ein wirklich gewalttätiger und böser Mensch sich tatsächlich so viele Sorgen machen würde und so viel über seine Taten nachgrübelt. Mit Sicherheit nicht und das half dem Jungen zu verstehen, dass er kein böser Mensch ist, der seinem Bruder den Tod wünscht.

Es ist grundlegend wichtig, sich klarzumachen, dass sich Zwangsgedanken immer auf das beziehen, was für eine Person am schlimmsten ist und wovor sie am meisten Angst hat. Junge Mamas, die eine Zwangserkrankung haben, entwickeln zum Beispiel den Zwangsgedanken, ihrem Baby etwas anzutun, ja es vielleicht sogar zu töten. Dieser Gedanke wirkt sehr bedrohlich und beängstigen und wühlt die jungen Frauen innerlich massiv auf.

Jugendliche erleben häufig sexuelle Zwangsgedanken, vor allem in der Pubertät, denn in dieser Zeit ist das Thema Sexualität für sie besonders wichtig. So reagieren sie mit einer großen Verwirrtheit und Beunruhigung, wenn ihnen der Gedanke in den Kopf kommt, dass sie „sexuell nicht normal" sein könnten.

So wie Henry und Mia kann auch Dein Kind lernen, richtig mit beängstigenden und bedrohlichen Zwangsgedanken umzugehen. Überlege Dir zusammen mit der Therapeutin oder dem Therapeuten, ob und wenn ja – welche Fehleinschätzungen, also welche Denkfehler für die Zwangsgedanken eine große Rolle spielen, denn nicht für jeden Menschen, der unter Zwängen leidet, sind die gleichen Denkfehler von Bedeutung.

Das Wichtigste nochmals auf den Punkt gebracht:

- Der Zwang sucht sich immer den Zwangsgedanken aus, mit dem er das Kind am besten belasten und quälen kann.
- Zwangsgedanken dürfen nicht mit der eigenen Persönlichkeit, also mit dem eigenen Wesen verwechselt werden.
- Es ist nicht der Gedanke selbst, der das Kind von nicht zwanghaften Menschen unterscheidet, sondern die unangemessen starke Bedeutung, die diesem Gedanken zugeschrieben wird.
- Dein Kind kann darauf vertrauen, dass es den Zwangsgedanken nicht in die Tat umsetzen wird.

Eine wichtige Bedeutung kommt auch den eigenen Einstellungen zu.

Eine Einstellung ist eine Bereitschaft, in einer bestimmten Art und Weise auf einen Menschen oder eine Situation zu reagieren. Ist jemand zum Beispiel eine eher vorsichtige Person, wird sie auf neue Bekanntschaften eher zurückhaltend und schüchtern reagieren. Einstellungen beeinflussen doch sehr, was für ein Mensch Du bist und welche Eigenschaften Du hast.

Menschen mit Zwängen sind eher nachdenkliche Menschen. Gehört Dein Kind auch dazu? Mia ist es auf jeden Fall. Sie grübelte schnell über ihre eigenen Gedanken nach und reagierte sehr besorgt und empfindsam auf schlimme Gedanken.

Für Menschen, die unter Zwängen leiden, gibt es bestimmte charakteristische Einstellungen, aber auch in diesem Zusammenhang gilt natürlich, dass nicht jede Person mit Zwängen solche Einstellungen von sich selber kennen muss.

Solche typischen Einstellungen sind zum Beispiel:

Alles richtig machen zu wollen:

Diese Einstellung ist ja zunächst einmal sehr positiv, denn es ist erfreulich, wenn es einem Menschen darauf ankommt, die Dinge richtig zu machen und ordentliche Leistungen zu erbringen.

Menschen mit Zwangserkrankungen neigen hingegen dazu, diese Einstellung viel zu wichtig zu nehmen. Sie haben nicht selten völlig überzogene Ansprüche an sich selbst und möchten die Dinge immer perfekt erledigen. Sie sind häufig sehr gewissenhaft, zweifeln schnell an sich selbst und ihren Fähigkeiten und leiden oft auch unter großen Schuldgefühlen, wenn sie glauben, etwas nicht gut genug getan zu haben.

Hinter diesem stetigen Streben nach Perfektion steht manchmal eine große Sorge und Unsicherheit, von den anderen Menschen kritisiert oder gar abgelehnt zu werden.

Sich verantwortlich fühlen

Auch diese Einstellung ist zunächst einmal positiv zu bewerten, denn es ist sehr schön, wenn ein Mensch sich anderen gegenüber verantwortlich fühlt und sich um andere Mitmenschen kümmert.

Doch Menschen mit Zwängen neigen häufig dazu, ein übertriebenes Verantwortungsgefühl an den Tag zu legen. Das bedeutet, dass sie sich für Dinge verantwortlich fühlen, die außerhalb des Bereiches liegen, den sie tatsächlich beeinflussen können. Infolgedessen entwickeln sie auch schnell Schuldgefühle. Sie überschätzen die Gefahr bestimmter Lebenssituationen oder die Wahrscheinlichkeit, mit der gewisse Ereignisse eintreten könnten. Das ist besonders dann der Fall, wenn es um Situationen geht, in denen nahestehende und geliebte Menschen verletzt oder sogar getötet werden könnten, etwa durch einen Unfall oder eine schwere Erkrankung.

Bei einigen Personen kann diese innere Einstellung wie beispielsweise „Ich darf nichts falsches tun“ so mächtig werden, dass sie das gesamte Leben maßgeblich prägt und bestimmt.

Mein Power-Tipp:

Wenn eine Einstellung das Leben Deines Kindes so sehr dominiert und es einengt, ist es ratsam, diese Einstellung zu hinterfragen. Finde die eigentliche Bedeutung für das Kind heraus und versucht, diese Einstellung abzuschwächen.

Verhaltenstherapie

Zur Behandlung von Zwängen wird die verhaltenstherapeutische Methode ERM sehr erfolgreich angewendet.

Diese Abkürzung bedeutet „Exposition mit Reaktionsmanagement.“ Bei dieser Form der Behandlung geht es darum, sich der zwangsauslösenden Situation auszusetzen (exponieren) und die aufkommenden Gefühle auf eine andere Weise als durch die Ausführung von Zwangshandlungen „zu managen“.

Wie funktioniert nun diese Form der Behandlung?

Eine zentrale Bedeutung kommt hier der Gewöhnung zu. Der Mensch muss sich allmählich in einer bestimmten Situation an die Angst gewöhnen und das gelingt vor allem dann, wenn er auch lang genug in der Situation verbleibt. Die Gewöhnung führt dazu, dass die Angst immer weniger wird und sich letztlich erschöpft. Das ist ein ganz normaler körperlicher und auch seelischer Vorgang, der für alle Menschen in gleichem Maß Gültigkeit hat.

Im Rahmen dieser Verhaltenstherapie werden verschiedenen Übungen durchgeführt, in denen die zwangsauslösende Situation bewusst aufgesucht wird. Es wird aber keine Zwangshandlung durchgeführt, sondern die Angst zugelassen, bis sie allmählich weniger wird und letztlich ganz abklingt.

Für den Erfolg dieser Verhaltenstherapie ist es von zentraler Bedeutung, dass das starke Gefühl – wie zum Beispiel die Angst – auch tatsächlich erlebt wird. Wenn man sich nämlich anderweitig ablenkt und die negative Emotion unterdrückt, kann man auch nicht lernen, dass das Gefühl von alleine weniger wird. Es geht also im Kern darum, kurzfristig gegen die Emotion zu handeln, denn das ist der Weg, damit es Deinem Kind langfristig besser geht.

Es braucht in der Tat viel Mut und auch Kraft, sich auf diese Weise den eigenen Zwängen auszusetzen, doch es zahlt sich auf jeden Fall aus, denn die Verhaltenstherapie ist eine sehr wirksame Behandlungsmethode.

Das Wichtigste der Verhaltenstherapie nochmals auf den Punkt gebracht:

- In der Verhaltenstherapie wird absolut nichts gegen Deinen Willen oder den Willen Deines Kindes passieren. Wenn Deine Tochter oder Dein Sohn bestimmte Übungen nicht machen möchte, ist das auch vollkommen in Ordnung.
- Die Therapeutin wird Euch bei den Übungen unterstützen.
- Aussetzungsübungen müssen in der Therapiesitzung, aber auch in anderen Situationen durchgeführt werden – im Grunde immer und überall dort, wo Zwänge auftreten.
- Im Therapieverlauf werden unterschiedliche Übungen durchgeführt, auch alleine, das heißt, ohne therapeutische Begleitung, damit das Kind lernt, dass es die Zwänge auch selbstständig bewältigen kann.

- In der Verhaltenstherapie lernt Dein Kind schrittweise, dass es keine Zwangshandlungen mehr braucht und auch keine Situationen mehr meiden muss, um negative Emotionen konstruktiv zu bewältigen.
- Es ist wichtig, das „zwangfreie" Verhalten immer wieder einzuüben, damit es sich zunehmend im Alltag verfestigt. Das Gehirn braucht seine Zeit, um neue Verhaltensweisen zu erlernen.

FAZIT

Die kognitive Verhaltenstherapie besteht zum einen aus der kognitiven Therapie und zum anderen aus der Expositionsbehandlung. Beide Therapiebestandteile sind bei der erfolgreichen Behandlung von Zwangshandlungen und Zwangsgedanken sehr wichtig.

Der Zwang sagt Deinem Kind, dass es schlechte Gedanken nicht denken darf. Sie müssen unterdrückt werden, doch sie sind wichtig und bedeutsam, denn sonst würden sie gar nicht erst aufkommen. In der Therapie kann Dein Kind dann lernen, genau das Gegenteil von dem zu tun, was der Zwang sagt. Es geht darum, die Zwangsgedanken zuzulassen und nicht erst zu versuchen, diese zu unterdrücken. Es ist wichtig, sie auf Abstand zu halten.

Das Kind lernt, die Gedanken ganz neu und in einer angemessenen Weise zu bewerten und gleichzeitig Denkfehler aufzudecken.

Die Zwangsgedanken sind nur Gedanken, die keine Bedeutung für das Leben und das eigentliche Ich des Kindes haben.

Der Zwang sagt dem Kind immer wieder, dass es etwas tun muss, damit die schlechten Gefühle schwinden und die Befürchtungen der Zwangsgedanken nicht eintreten. In der Therapie wird es aber lernen, das Gegenteil zu tun und die schlechten Befürchtungen sowie Gefühle zuzulassen. Es wird lernen, der Ausführung von Zwangshandlungen zu widerstehen, denn die schlechten Gefühle verschwinden wieder, auch ohne, dass es etwas tut. Das Kind braucht keine Zwangshandlungen, um negative innere Emotionen zu bewältigen.

Es wird lernen, dass es selbst die Kontrolle über sein Verhalten hat und nicht der Zwang. Und das ist ein grundlegend wichtiger Schritt, um gesund und glücklich leben und aufwachsen zu können.

Medikamentöse Behandlung

Es gibt auch Medikamente, die bei der Behandlung von Zwangserkrankungen helfen können. Das ist vor allem dann der Fall, wenn:

a. die Zwänge so intensiv sind, dass das Kind zunächst einmal überhaupt nicht im Stande ist, eine Verhaltenstherapie zu machen
b. wenn das Kind tieftraurig ist und die Kraft zum Kampf gegen die Zwangserkrankung fehlt
c. wenn das Kind noch unter weiteren seelischen Krankheiten leidet
d. wenn bereits eine Verhaltenstherapie gemacht wurde, die jedoch nicht den gewünschten Erfolg hervorbringen konnte.

Im Gehirn sorgen verschiedene Botenstoffe dafür, dass die Informationen an die richtigen Stellen gelangen. Ein wichtiger Botenstoff ist hier das Serotonin, das bei Menschen mit einer Zwangserkrankung in bestimmten Hirnarealen in einer zu geringen Menge vorhanden ist.

Die Arzneimittelpräparate sorgen nun dafür, dass der Serotoninspiegel angehoben werden kann und somit auch die Informationsübermittlung deutlich besser funktioniert.

Damit die Medikamente ihre optimale Wirkung entfalten können, müssen sie täglich eingenommen werden. Zudem brauchen Medikamente Zeit, bis sie ihre volle Wirksamkeit entfalten können und gegen die Zwänge wirken. Das kann durchaus acht bis zehn Wochen dauern. Das Kind und auch die ganze Familie brauchen also eine gewisse Portion Geduld.

In den ersten Tagen kann es sein, dass das Arzneimittel auch einige Nebenwirkungen mit sich bringt, wie zum Beispiel eine leichte Übelkeit. Das muss Dir aber keine Sorgen machen, denn diese Symptome klingen nach einigen Tagen von alleine wieder ab. Sprich hier auch immer im Vorfeld mit der behandelnden Ärztin/Therapeutin oder dem Therapeuten.

Auch wenn die Medikamente sehr gute Wirkungen gegen Zwangserkrankungen zeigen, solltest Du Dich nicht einzig und allein auf sie verlassen. Es wäre viel wichtiger, die Einnahme der Arzneipräparate mit der Verhaltenstherapie zu verbinden. Medikamente allein vertreiben die Zwangserkrankung nicht, sondern schwächen sie nur ab. Die Verhaltenstherapie dagegen gibt Deinem Kind das nötige Handwerkszeug, das es braucht, um sich aktiv und vor allem dauerhaft gegen die Zwänge zu wehren.

Das Wichtigste nochmals auf den Punkt gebracht:

- Arzneimittel verändern nicht die Persönlichkeit des Kindes.
- Die Medikamente können eine sinnvolle Ergänzung der kognitiven Verhaltenstherapie sein.
- Medikamente müssen über einen Zeitraum von mindestens acht Wochen eingenommen werden, damit sie optimal wirken können.
- Im Allgemeinen gibt es kaum Nebenwirkungen und die Medikamente gelten als sehr gut verträglich. Hier ist es aber wichtig, in einem engen Austausch mit der behandelnden Therapeutin oder dem Therapeuten zu sein. Der Profi kann hier über alle möglichen Risiken und Nebenwirkungen im Vorfeld aufklären.
- Medikamente bewirken keine seelische oder körperliche Abhängigkeit bei Deinem Kind.

Stationäre Behandlung in der Klinik

Wenn eine Therapiesitzung einmal wöchentlich zur erfolgreichen Behandlung der Zwänge nicht ausreicht, kann auch eine stationäre Therapie sinnvoll sein – entweder tagsüber in einer sogenannten Tagesklinik oder mit Übernachtung. Das kann zum Beispiel dann der Fall sein, wenn sich die Zwangserkrankung schon sehr weit ausgebreitet und bereits lange Zeit Dein Kind eingenommen hat.

Das kann jedoch auch dann sinnvoll sein, wenn weitere seelische Krankheiten vorhanden sind oder sich das Kind oft sehr einsam fühlt. In einigen Familien gibt es wegen der Zwangserkrankung zuhause viel Streit und eine schlechte Stimmung. In solchen Fällen ist es sogar konstruktiv, wenn ein wenig Abstand voneinander gewonnen werden kann. Die betroffenen Kinder empfinden eine stationäre Therapie dann als sehr angenehm.

Wenn Du den Eindruck hast, dass Dein Kind eine stationäre Behandlung in einer Tagesklinik braucht, solltest Du rechtzeitig mit der Kinderärztin oder dem Kinderarzt darüber sprechen. Auch die ambulanten Psychotherapeuten sind immer sehr gute Ansprechpartner für weiterführende Informationen. Vielleicht kennen die Therapeuten das Kind auch schon sehr gut und können gezielte Empfehlungen in Wohnortnähe geben. Auch auf Online-Portalen findest Du viele wertvolle Informationen und kannst Kliniken finden, die sich auf die Behandlung von Zwängen spezialisiert haben. Eine Übersicht findest Du am Schluss dieses Buch unter „hilfreiche Links“.

Es kann durchaus sein, dass Dein Kind auf den Therapieplatz ein wenig warten muss, doch es zahlt sich auf jeden Fall aus, denn viele Kinder und Jugendliche profitieren maßgeblich von den spezialisierten Angeboten in den Kliniken.

Am Anfang geht es vor allem um die Eingewöhnung auf der Station und das Kennenlernen des Stationsteam. Nach und nach lernt Dein Kind dann auch die anderen Kinder und Jugendlichen kennen, ebenso wie die zuständigen Therapeutinnen und Therapeuten. Anschließend werden Gespräche miteinander geführt, damit man sich noch besser kennenlernen kann – das ist also nicht anders als in der ambulanten Therapie.

In der Klinik wird in der Regel auch ein allgemeiner körperlicher Check durchgeführt, um sicherzugehen, dass keine anderen Erkrankungen übersehen werden, die für die weitere Therapie auch noch von Bedeutung sein könnten. Im Zuge dieser allgemeinmedizinischen Check-ups prüft häufig auch ein Neurologe mithilfe einer MRT-Untersuchung, ob nicht unter Umständen im Gehirn andere Ursachen für die Zwangsstörung zu finden wären.

Danach wird gemeinsam überlegt, welche Angebote neben der kognitiven Verhaltenstherapie noch interessant und hilfreich für Dein Kind sein könnten. Das kann zum Beispiel sportliche Betätigung sein oder auch eine Musiktherapie. Diese Angebote unterscheiden sich von Einrichtung zu Einrichtung. Viele Kliniken haben auch eine Klinikschule, sodass Dein Kind weiterhin am Unterricht teilnehmen kann und keinen Stoff versäumt.

Ungefähr einmal wöchentlich werdet auch ihr als Eltern zu einem Gespräch mit der Therapeutin oder dem behandelnden Therapeuten eingeladen. Dort könnt ihr gemeinsam besprechen, wie ihr Euer Kind noch besser im Kampf gegen die Zwangserkrankung unterstützen könnt. In vielen Familien gibt es außer dem Zwang noch weitere Probleme, die mithilfe des Therapeuten konstruktiv und zielführend aufgearbeitet werden können. In einigen Fällen können die Probleme so groß sein, dass noch weitere Helfer wie etwa Sozialpädagogen hinzugezogen werden, um für zusätzliche Entlastung im Alltag zu sorgen.

Wie das im Einzelfall am besten umzusetzen ist, wird in gemeinsamen Therapiesitzungen überlegt.

Ein Aufenthalt in einer solchen Klinik ist eine sehr gute Möglichkeit, um zu überprüfen, welche Arzneimittel unter Umständen gute Resultate zeigen könnten. Hier sind Ärztinnen und Ärzte in unmittelbarer Nähe und können die Wirkungen direkt beobachten, aber auch bei möglichen Problemen sofort Rücksprache mit Euch als Eltern halten.

In den meisten Fällen dauert ein solcher Klinikaufenthalt mehrere Wochen oder sogar Monate. Am Wochenende dürfen die Kinder und Jugendlichen dann nach Hause, und auch wochentags über gibt es natürlich tägliche Besuchszeiten für die Familie. Die Therapeutin oder der Therapeut wird auch versuchen, mit der Klassenlehrerin oder dem Lehrer zu sprechen, damit das Kind auch gegen Ende des Aufenthaltes bereits wieder regulär in die Schule gehen kann. Wenn sich die Zwangserkrankung vor allem im heimischen Umfeld zeigt, wird der behandelnde Therapeut die wichtigen

Übungen auch zuhause mit dem Kind durchführen.

Ergänzende Therapieziele bei Zwängen

Du hast in diesem Buch bereits einiges über die Faktoren zur Entstehung von Zwängen gelesen. Meistens handelt es sich hierbei um Probleme oder Belastungen, die mit Deinem Kind zu tun haben. Für eine erfolgreiche Therapie ist es deshalb umso wichtiger, dass sich Dein Kind Gedanken darüber macht und diese mit dem Therapeuten oder der Therapeutin bespricht. Es gilt hier zu erkennen, wo genau die Ursachen liegen, um dann auch der erneuten Zwangsentstehung entgegenzuwirken.

Natürlich ist es schön, wenn Dein Kind es geschafft hat von Zwängen loszukommen, doch nicht nur das ist entscheidend. Es ist ebenfalls wichtig, dass die Zwänge nicht zurückkehren können. Genau hierfür ist es wichtig, die Ursachen und Faktoren zu kennen, die die Zwangsentstehung hervorgerufen haben.

Ich habe während der Therapie mit Mia eine Mutter kennengelernt. Ihre Tochter Stefanie litt unter einem Ordnungszwang. Bei ihr mussten alle Stifte und alle Gegenstände immer an einem bestimmten Platz liegen. Sie hat es während der Therapie geschafft, von diesem Zwang loszukommen. Ihre Mutter war sehr glücklich darüber und sie fühlten sich sicher. Stefanie war grundsätzlich ein sehr ängstliches und schüchternes Kind. Die Eltern arbeiteten viel und da sie sehr ländlich wohnten, hatte Stefanie keine Freunde zum Spielen. Sie saß viel alleine in ihrem Zimmer und plötzlich bemerkten die Eltern, wie Stefanie in alte Muster zurückfiel. Ihre Mutter lernte ich kennen, als Stefanie zum zweiten Mal in der Therapie war. Stefanie hatte einen Rückfall bekommen. Sie war einsam, fühlte sich allein und begann in den vielen Stunden ihr Zimmer zu sortieren.

Die Therapie half ihr, offener auf andere Kinder zuzugehen und so hat sie es geschafft, auch Freundinnen zu finden. Ihre Mutter suchte sich einen Teilzeitjob und konnte sich so mehr um Stefanie kümmern und sie öfters zu ihren Freundinnen fahren. Du siehst, wie wichtig es ist, nicht nur den aktuellen Zwang, sondern auch die Ursache zu beseitigen.

Die wichtigen Therapieziele im Überblick

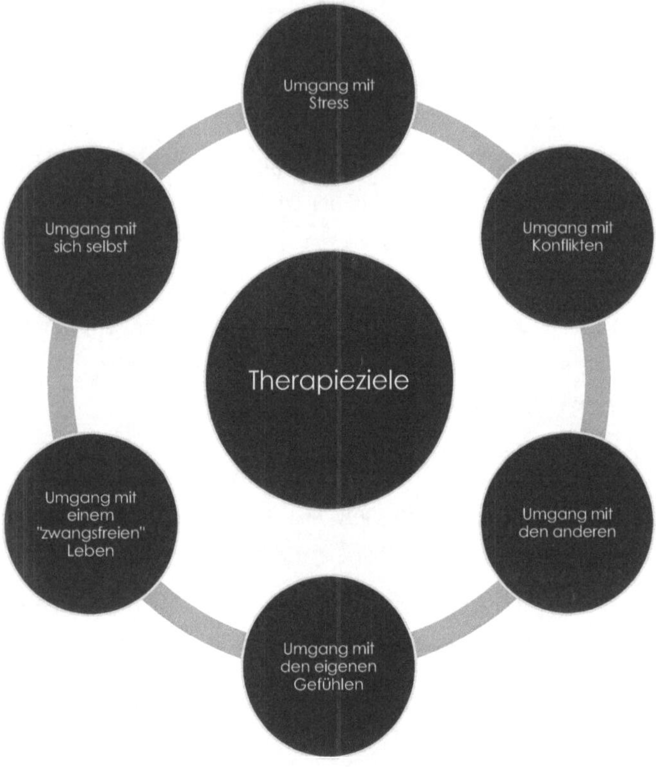

Der richtige Umgang mit Konflikten

Im Leben brauchen Kinder und Jugendliche einen guten Umgang mit Konflikten. Umso wichtiger ist es, dass die Kleinen lernen, richtig damit umzugehen. Viele neigen dazu, Problemen aus dem Weg zu gehen oder sie geben schnell nach. Dein Kind muss jedoch lernen, wie es sich in schwierigen Gesprächen richtig verhält. So etwas kann es zum Beispiel auch während der Therapie lernen. Bestärke Dein Kind auch in Streitgesprächen, offen miteinander zu sprechen.

Soziale Kontakte – der richtige Umgang mit anderen

Für viele Kinder und Jugendliche ist es schwierig neue Kontakte zu knüpfen. Es ist wichtig, dass Dein Kind offen gegenüber anderen wird und auch neue Bekanntschaften macht. Ein gutes soziales Umfeld ist gerade für Kinder besonders wichtig. Unterstütze Dein Kind dabei, andere Kinder anzusprechen und sich auch mit anderen Kindern zu treffen.

Während der Therapie ist es für das Kind auch wichtig, solche Probleme mit der Therapeutin oder dem Therapeuten anzusprechen. Diese können hier Hilfestellung geben und Deinem Kind dabei helfen.

Emotionen richtig wahrnehmen

Viele Menschen haben Probleme, ihre Gefühle zu zeigen und den richtigen Umgang damit zu lernen. Solche Probleme entstehen oft im Kindes- und Jugendalter. Ein Zwang kann hier eine Art Ventil sein, durch die gewisse Emotionen gezeigt werden können. Während der Therapie kann Dein Kind hier auch den richtigen Umgang mit Gefühlen lernen. Es ist wichtig, Emotionen zu zeigen und diese auch zu kommunizieren. Unterstütze Du als Elternteil Dein Kind auch darin und bestärke es immer wieder dabei, Gefühle zuzulassen und zu zeigen.

Der richtige Umgang mit Stressfaktoren

Du weißt, dass Stress ein großer Begünstigungsfaktor für die Entstehung von Zwängen ist. Selbst Kinder sind in der heutigen Zeit immer gestresster und leiden unter Leistungsdruck. Ein weiteres Therapieziel besteht somit darin, dem Kind

Möglichkeiten zum Stressabbau aufzuzeigen. Es ist wichtig, dass Du als Elternteil Deinem Kind auch Freiräume schaffst, in denen es nur seinen Hobbies oder Wünschen nachgehen kann. Diese Zeiten sollten ganz ohne Leistungsdruck sein und das Kind sollte sich entspannen können. Hilfreich können hier auch Entspannungstechniken oder ein Spaziergang in der Natur ein. Sport hilft Deinem Kind ebenfalls Stress abzubauen.

Der richtige Umgang mit sich selbst

Gerade für betroffene Kinder und Jugendliche ist der Umgang mit sich selbst ein großes Problem. Sie haben an sich einen hohen Leistungs- und Erwartungsdruck und wollen immer alles perfekt machen. Das löst im Körper ein unglaubliches Stresspotential aus und schafft so den Nährboden für Enttäuschung und Unzufriedenheit. Die kleine Seele fühlt sich daraufhin schlecht und als Versager. Die Entstehung von Zwängen hat hier ein leichtes Spiel. Deswegen ist es wichtig, dass Dein Kind die richtige Einstellung zu sich selbst hat. Ehrgeiz ist gut, Perfektion ist kontraproduktiv. Achte darauf, dass Dein Kind auch in der Therapie darüber spricht und so eine gute Einstellung zu sich selbst bekommt.

Zwang-freies Leben als Belastung – der richtige Umgang ohne Zwänge

Für viele ist es nicht nachvollziehbar, warum ein Leben ohne Zwänge zu Problemen führen sollte. Zwänge füllen für die Kinder einen Großteil des Tages aus. Viele Stunden werden damit verbracht und das nicht nur ein paar Wochen.

Zwänge sind eine oft langwierige Situation, unter der die Kinder leiden. Fällt jetzt hier diese Tagesausfüllende „Aufgabe" plötzlich weg, so wissen viele Kinder nicht, was sie mit der Zeit anfangen sollen. Sie fühlen sich leer und hilflos. Genau in dieser Situation ist es hilfreich, sich alternative Beschäftigungen zu suchen. Während der Therapie kann auch auf solche Möglichkeiten eingegangen werden.

Die Therapeutin oder der Therapeut haben hier oftmals gute Ansätze und Hilfestellungen.

Du kannst mit Deinem Kind folgende Fragen durchgehen:

- Was hat Dein Kind vor den Zwängen gerne gemacht? Gab es Hobbies oder Interessen?
- Gibt es etwas, was Dein Kind machen wollte und bisher wegen der Zwänge nicht konnte? Dies könnte zum Beispiel ein Tanzkurs sein.

- Welche Freunde hat Dein Kind lange nicht mehr getroffen?

Wichtig ist, dass Dein Kind nicht in Langeweile verfällt. Genau hier lauert der Zwangsdrache und kann wieder versuchen, sich bei Deinem Kind einzunisten. Sucht Beschäftigungen und Hobbies, die Deinem Kind Freude machen könnten. So kommt es nicht nur auf andere Gedanken, sondern fühlt sich auch innerlich glücklich und ausgeglichen.

Anleitungstipps & Vorgehensweise

Für uns als Eltern war es besonders schwierig herauszufinden, wie wir Mia am besten helfen können. Wir waren mit der Situation oftmals überfordert und sahen, dass es für unsere Kleine ein Leidensdruck war, sich ständig waschen zu müssen. Vielleicht bist auch Du gerade in dieser Situation und weißt, wovon ich spreche? Dieses Gefühl der Hilflosigkeit und auch der Verzweiflung hat mich nachts oft aufwachen lassen. Ich habe mich umfassend informiert und auch mit vielen anderen Müttern gesprochen. Es gibt viele Möglichkeiten, wie Du als Elternteil Deinem Kind helfen kannst. Für mich war es persönlich wertvoll zu erfahren und auch zu wissen, dass

Du nicht zusehen musst, sondern dem Kind helfen kannst. Hierfür ist aber wichtig, dass Du auch die Hintergründe kennst und auch um Selbsthilfemöglichkeiten weißt. Ich stelle Dir jetzt ein paar Möglichkeiten vor. Versuche auch immer wieder herauszufinden, was Dir und Deinem Kind guttut. Jedes Kind ist anders und für jedes Kind gibt es auch andere Möglichkeiten.

Welche Möglichkeiten der Selbsthilfe gibt es für Eltern?

Kinder, die unter Zwängen leiden, brauchen besonders die Hilfe und Unterstützung von anderen. Um Deinem Kind helfen zu können, ist es zuerst einmal wichtig, dass Du Dir darüber bewusst bist, dass Dein Kind unter Zwängen leidet. Es nützt nichts, die Augen zu verschließen und zu hoffen, dass es von selbst wieder verschwindet. Ich kann Dir hier wirklich nur den Rat mit auf den Weg geben, dass Du lieber zu früh eingreifst als zu spät. Wir ich es Dir zu Beginn des Buches schon gesagt habe, nahm ich die Zwänge und Probleme meiner Tochter am Anfang nicht wahr. Hätte ich hier früher reagiert, hätte ich Mia vielleicht einiges ersparen können. Wichtig ist also zuerst, dass Du erstmal erkennst, um welche Zwänge es bei Deinem Kind geht. Unter welchen Zwängen leidet Dein Kind und was bedeutet das ganz konkret im Alltag für das Kind und auch für Deine Familie? Nimm Dir hierfür auch ruhig eine kurze Auszeit und denke darüber nach. Nur so kannst Du Deinem Kind wirklich helfen, wenn Du Dir dessen zuerst bewusst bist.

Eine Zwangsstörung beeinträchtigt nicht nur das Kind selbst, sondern hat auch große Auswirkungen auf den täglichen Familienalltag. Nicht selten leiden Geschwister darunter, Eltern, Großeltern und auch Freunde. Dein Kind braucht von den Eltern besonders viel Unterstützung im Kampf gegen die Zwangsstörung. Du kannst hier nicht nur theoretisch helfen, sondern auch ganz konkret in der Umsetzung. Kinder sind darauf angewiesen, dass die Eltern sie unterstützen und ihnen den Rücken stärken.

Nachfolgend zeige ich Dir **3 konkrete Möglichkeiten**, um Deinem Kind zu helfen.

1. Die Zwangsanalyse

Für das Kind ist es besonders wichtig zu spüren, dass die Eltern wissen, wie schwierig die Zwänge für das Kind sind. Nichts ist schlimmer, als wenn sich das Kind nicht verstanden fühlt. Versuche, Deinem Kind also immer wieder zu zeigen, dass

Du Verständnis hast und auch weißt, dass es das nicht absichtlich macht.

Ich weiß, dass es oft schwer zu verstehen ist, wieso sich das Kind gerade so verhält. Ich hatte auch viele Momente, in denen ich mich fragte, ob Mia das jetzt absichtlich macht? Mir ist das gerade dann aufgefallen, wenn ich mich mit ihrem kleineren Bruder beschäftigt habe. Genau dann fing sie oft an, sich ständig zu waschen. Ich fragte mich selbst, ob es sein kann, dass sie einfach eifersüchtig auf ihren Bruder sei. Ich habe aber schnell gelernt, dass sie das nicht absichtlich macht. Es hat nichts damit zu tun, dass sie die Familie tyrannisieren möchte. Sie selbst war dadurch selbst unglaublich belastet und litt darunter.

Gerade deswegen ist es umso wichtiger, dass Du versuchst, die Welt auch einmal mit den Augen Deines Kindes zu sehen. Das heißt natürlich nicht, dass Du immer der Zwangsstörung Deines Kindes nachgibst und alles tust, was es möchte. Es geht aber vielmehr darum zu verstehen, dass Dein Kind wirklich Hilfe braucht. Versuche, einen guten Mittelweg zwischen Deiner eigenen Belastbarkeit und der Hilfe für Dein Kind zu finden. Am Ende ist es wichtig, dass ihr für Euch alle einen guten Weg findet.

Versuche deswegen, zuerst konkret herauszufinden, unter welchen Zwängen das betroffene Kind leidet. Das ist die erste Bestandsanalyse, die unabdingbar wichtig ist, damit Du überhaupt helfen kannst. Überlege konkret auch anhand von Beispielen, auch früheren Erinnerungen, wann genau die Zwänge begonnen haben und wie sich das geäußert hat.

2. Der „Zwangsdrache" darf Dein Kind nicht beherrschen

Gerade Eltern befinden sich oftmals mitten in der Durchführung der Zwänge. Es gibt hier verschiedene Handlungen, in die Dich Dein Kind einbinden kann. Bei uns war es beispielsweise so, dass wir die Türklinken oftmals nicht mehr berühren durften, bis wir uns nicht die Hände gewaschen hatten und die Türklinken reinigten. Wir wurden also von Mia direkt einbezogen in ihre Zwänge. So geht es vielen Eltern. Ich habe während der Therapien auch viele andere Mütter kennengelernt, die mir von ähnlichen Situationen berichteten.

Am Anfang ist es besonders wichtig zu erkennen, wo genau Dich Dein Kind in die Zwänge eingebunden hat. Mache Dir bewusst, in welchen Situationen das der Fall war. In einem nächsten Schritt ist es hilfreich, Dich hier mit Deinem Kind zusammenzusetzen und klar festzulegen, wie Du Dich in einer nächsten Zwangssituation verhalten wirst. Der „Zwangsdrache" darf den Alltag des Kindes und der Familie nicht bestimmen. Der erste Weg ist also die Entlarvung des Drachen. In welchen Situationen schnappt der Zwangsdrache zu und bringt auch Dich in diese Momente, in denen Du falsch handelst.

Das große Ziel ist es, dass der Drache es nicht mehr schafft, Dich in diese Situationen einzubeziehen. Dein Kind wird im ersten Moment vielleicht auch wütend darauf reagieren, weinen oder Aggressionen gegen Euch als Eltern haben. Das ist völlig normal, denn gerade für Dein Kind ist es eine sehr schwierige Situation. Der Drache sitzt dem Kleinen oder der Kleinen im Nacken und sorgt dafür, dass das Kind immer weiter unter Druck gerät. In dieser Situation versucht das Kind natürlich, die Hilfe der Eltern einzufordern. Genau hier seid ihr als Eltern gefragt. Ihr müsst dagegenhalten und dürft nicht nachgeben.

Das tut im ersten Moment zwar oftmals weh, ist aber für das Kind hilfreich und heilsam. Für uns war es auch am Anfang unglaublich schwierig, hier nicht nachzugeben und uns nicht einbeziehen zu lassen. Oft sind bei Mia die Tränen geflossen und es brach mir das Herz, sie so zu sehen. Im Nachhinein weiß ich aber, wie wertvoll diese Erfahrung für Mia war und dass ihr das nicht schlecht, sondern gutgetan hat.

Ein großes Problem ist für das Kind, dass es durch die fehlende Konsequenz und das „Einbeziehenlassen", keine Möglichkeit hat, gegen den Zwangsdrachen zu kämpfen und diesen zu besiegen. Sobald Du Deinem Kind dabei hilfst und ihm nachgibst, ist zwar kurzfristig eine Erleichterung da, doch langfristig schafft es Dein Kind nicht, die Ängste zu erkennen und gegen diese auch zu kämpfen. Im schlimmsten Fall kann es sogar soweit kommen, dass sich die Zwänge noch verstärken.

Ein paar **konkrete Tipps**, wie Du Deinem Kind helfen kannst:

- Ermutige Dein Kind im Kampf gegen die Zwänge. Versuche, Deinem Kind immer wieder zu erklären, dass Du Verständnis für die Krankheit hast.
- Unterstütze Dein Kind immer, den Alltag so gut wie möglich zu bewältigen. Es ist für Kinder besonders wichtig, dass sie Freunde treffen können und ein ganz normales Leben führen. Ermutige Dein Kind immer wieder dazu.
- Erkläre Deinem Kind immer wieder, dass ein Zwang ein Drache ist. Dein Kind muss

fühlen, dass es möglich ist, diesen Drachen zu besiegen.

- Lobe Dein Kind, wenn es sich gegen den Zwang stellt und versucht, diesen zu besiegen.
- Mache Deinem Kind keine Vorwürfe oder Schuldzuweisungen für die Zwänge und ihre Auswirkungen.
- Gib Deinem Kind viel Zuneigung, wenn es sich gerade nicht in Zwängen befinden. Reduziere sie stattdessen, wenn Dein Kind mitten in einem Zwang steckt.
- Das hilft Deinem Kind dabei, sich eher auf Situationen zu konzentrieren, in denen es keine Zwänge hat.
- Tröste es also vor allem an schlechten Tagen, an denen auch die Therapie vielleicht nicht „so glatt läuft“ oder es vielleicht sogar Rückschritte macht. Eine Behandlung verläuft niemals in der gleichen Form und Weise, sondern es gibt immer Höhen und Tiefen.
- Überrede Dein Kind immer wieder dazu, eine altersgemäße „normale Lebensführung“ umzusetzen. Dafür brauchst Du nicht nur reichlich Überzeugungskraft, sondern auch viel Feingefühl bei dem, was Du Deinem kleinen Schatz vorschlägst. Du solltest nicht vergessen, dass

der Zwangsabbau für Dein Kind sehr kräftezehrend ist.

3. Der Tag darf nicht durch den Zwang bestimmt werden:

Die Zwänge des Kindes bestimmen oftmals den kompletten Tag einer Familie. Es kann hier auch sein, dass das Kind versucht, das Leben der Familie den Zwängen unterzuordnen. Die Zwänge können soweit gehen, dass die komplette Familie darunter leidet. Bei uns war es teilweise sogar so, dass Mia das Bad blockierte, bevor sie zur Schule ging. Das hat an den Nerven von uns allen gezerrt und gerade dann, wenn wir es eilig hatten, fiel es mir oftmals schwer, die Geduld zu bewahren. Ich ließ sie immer machen und musste schnell feststellen, dass es nicht richtig sein kann, Mia darin noch zu unterstützen. Es ist wichtig, dass der Zwang nicht das komplette Leben der Familie und den Tagesablauf bestimmt.

Es gibt ein paar Tipps, die hier helfen können:

- Es ist wichtig, dass Du (als Elternteil) auch Dein eigenes soziales Umfeld hast und Dir auch selbst etwas Gutes tust. Triff Dich mit Freunden oder gehe Deinen Hobbies nach. Das hilft Dir, Kraft zu schöpfen und auch auf andere Gedanken zu kommen.

- Falls Dein Kind beginnt, während der Zwangsattacken beleidigend oder aggressiv zu werden, solltest Du dies nicht hinnehmen. Versuche, Dein Kind hier zu unterstützen, indem Du konsequent bist.
- Versuche es zu vermeiden, mit Deinem Kind immer wieder darüber zu sprechen, dass die Zwänge unsinnig sind.
- Achte darauf, dass Du Dich nicht beherrschen lässt von den Zwängen. Dies kann zum Beispiel der Fall sein, wenn Dein Kind Dir verbietet, ein Zimmer zu betreten.

Wie können die Eltern in die Therapie einbezogen werden?

Gerade wenn Dein Kind eine Therapie macht, ist es besonders wichtig, dass Du dabei unterstützt. Hierfür gibt es einige wirkliche wichtige und wertvolle Möglichkeiten.

Information ist alles

Kinder vertrauen ihren Eltern seit dem ersten Moment. Umso wertvoller ist jetzt, Deine Aufgabe als Elternteil. Bevor Du also mit Deinem Kind zu der Therapie gehst, solltest Du gut über die Zwänge informiert sein. Du musst wissen, was genau Dein Kind für Probleme hat und worunter es leidet.

Im Laufe der Therapie werden sich vermutlich viele neue Erkenntnisse ergeben und es werden immer wieder neue Fragen aufkommen. Viele Eltern fragen sich immer wieder, wie sie jetzt mit ihrem Kind umgehen sollen. Falls auch bei Dir solche Fragen aufkommen, solltest Du mit dem Therapeuten oder der Therapeutin sprechen.

Ich kann Dir aus eigener Erfahrung weitergeben, dass es wirklich wertvoll und hilfreich ist, hier immer wieder die Sichtweise und Hilfestellung einer außenstehenden Person zu haben. Unsere Therapeutin hat uns wirklich sehr geholfen und auch viele aufkommende Fragen beantwortet. So fiel es mir deutlich leichter, im Alltag mit Mia umzugehen.

Ebenso kann es passieren, dass Du nicht genau weißt, welche Therapie für Dein Kind die richtige ist. Sprich auch mit dem Therapeuten oder der Therapeutin darüber und findet gemeinsam einen guten Weg für Dein Kind.

Du bist ein wertvoller Ankerpunkt in der Therapie

Du kannst ganz aktiv Dein Kind bei der Therapie unterstützen. Es kommt natürlich ganz maßgeblich darauf an, wie alt Dein Kind ist. Je jünger das Kind, desto mehr Mitarbeit ist meistens von Seiten der Eltern nötig. Gerade jüngere Kinder beziehen die Eltern viel mehr und öfter in die Zwangshandlungen ein. Während der Therapie ist es wichtig, dass Du auch Deine eigene Sichtweise auf die Zwänge des Kindes erläuterst und der Therapeut versteht, wie Du das siehst. Falls Dein Kind schon ein Teenager ist, bist Du vielleicht nicht mehr direkt in die Zwangshandlungen eingebunden. Hier kann es hilfreich sein, dass Du eine Art „Zweit-Therapeut" wirst und Dein Kind so unterstützt.

Gerade dann, wenn Du als „Zweit-Therapeut" tätig wirst, kannst Du Deinem Kind bei bestimmten Übungen zu Hause helfen. Wichtig ist allerdings, dass diese immer mit dem Therapeuten abgesprochen werden.

Das Kind führt die Übungen während der Therapiesitzung mit dem Therapeuten oder der Therapeutin durch. Wichtig ist es dann, dass durch das Ausführen im heimischen Umfeld die Übungen nochmals verstärkt werden, um so bestmögliche Ergebnisse erzielen zu können. Teenager können diese Übungen oftmals allein durchführen und benötigen keine Hilfestellung. Bei kleineren Kindern kann es hilfreich sein, sich hierfür Zeit zu nehmen und die Übungen mit dem Kind durchzuführen.

Die Durchführung als „Zweit-Therapeut“ ist sinnvoll, wenn Dein Kind dem zugestimmt hat und wenn Du nicht zu sehr in die Zwangshandlungen involviert bist.

Bevor Du mit den Übungen beginnst, solltest Du mit dem Therapeuten folgendes klären:

- Verfügst Du über genügend Wissen über die Zwänge?
- Bist Du geduldig?
- Hast Du Zeit, um die Übungen mit Deinem Kind auszuführen?
- Wie genau ist die Beziehung zu Deinem Kind? Ist sie stabil und vertraut Dir Dein Kind?

Damit die Übungen auch wirklich effektiv sind, solltest Du diese mit dem Therapeuten oder der Therapeutin genau durchsprechen. Es ist wichtig, dass Du Dir darüber im Klaren bist, welche Aufgaben Du hast. Wie genau solltest Du Dich während der Übung verhalten und wie reagierst Du, falls eine Übung nicht erfolgreich ist? Das sind alles Fragen, die Du Dir zu Beginn mit dem Therapeuten oder der Therapeutin stellen solltest. Mache Dir auch bewusst, dass es gerade am Anfang viele Rückschläge geben kann. Es ist oft ganz normal, dass das Kind wieder in alte Muster verfällt. Du hast dann den Eindruck, die ganze investierte Zeit und all die Mühen bringen nichts.

Gib dann aber nicht auf, sondern ermutige Dein Kind immer wieder weiterzumachen. Wichtig ist, dass auch Du an den Erfolg glaubst. Sobald Dein Kind spürt, dass Du nicht daran glaubst, wird es auch selbst keinen Mut mehr haben.

Ermutige Dein Kind auch immer wieder dazu, über Probleme, Ängste oder Schwierigkeiten zu sprechen. Es ist wichtig, dass sich das Kind während der Therapie wirklich fallen lassen kann und auch über solche Dinge spricht. So kann die Übung besser gelingen und auch zum Erfolg führen.

Ziel ist es, dass Du nach und nach bei den durchzuführenden Aufgaben Deine Hilfe reduzierst. Dein Kind kann so lernen, selbst mit den Zwängen fertigzuwerden. So schafft es Dein Kind auch in der Schule oder Situationen, in denen Du nicht dabei bist, standhaft zu bleiben und sich dem Zwangsdrachen zu widersetzen.

Ermutige und unterstütze Dein Kind auch nach einer Therapie:

Damit Dein Kind dauerhaft von Zwängen loskommen kann, ist es wichtig, dass es auch nach einer abgeschlossenen Therapie noch weiter daran arbeitet. Dranbleiben ist also das Motto, denn Konsequenz und Durchhaltevermögen zahlen sich definitiv aus. Es kann oft im Leben noch Situationen geben, in denen es vielleicht schwach wird oder in alte Muster zurückfällt. Gerade dann kommst Du als Elternteil ins Spiel. Unterstütze Dein Kind auch nach der Therapie dabei, standhaft zu bleiben. Nachdem Du durch die Therapie vielleicht auch herausgefunden hast, warum Dein Kind in diese Zwänge gerutscht ist, kannst Du dem gut entgegenwirken. Du kennst die Auslöser und weißt durch den Therapeuten auch ganz genau, wie Du Deinem Kind helfen kannst. Falls Du darüber noch nicht mit den entsprechenden Fachleuten gesprochen hast, dann solltest Du das unbedingt nachholen.

In einem ersten Schritt ist es also wichtig, dass Du die Auslöser kennst und auch die Situationen entlarven kannst. Oft sind es auch familiäre Situationen, die verantwortlich sind, dass Dein Kind in einen Zwang gerät. Dies können zum Beispiel ein Konflikt der Eltern sein oder auch Probleme in der Schule. Achte also besonders darauf, was genau diese Verhaltensweisen bei Deinem Kind ausgelöst haben und sprich auch unbedingt mit dem Therapeuten oder der Therapeutin darüber.

Nach der Therapie ist es deshalb umso wichtiger, zu wissen, welche Situationen Deinem Kind nicht guttun. Motiviere und ermutige Dein Kind immer wieder, die gelernten Inhalte und Übungen umzusetzen. Es ist wichtig zu verstehen, dass es keine Schande ist, auch mal zu fallen. Wichtig ist, dass Dein Kind nicht aufgibt und immer weiter versucht, an der Zwangsbewältigung zu arbeiten. Gerade nach einer Therapie gehen viele Eltern motiviert in den Alltag und hoffen, dass von heute an alles komplett verschwunden ist, was an Zwängen je da war. Das ist aber leider nicht der Fall. Es ist ein guter und wichtiger Anfang, aber die eigentliche Festigung erfolgt in den Alltagssituationen. Falls Du also bemerkst, dass Dein Kind wieder vermehrt zu Zwängen neigt, solltest Du es direkt darauf ansprechen.

Es ist dann ganz wichtig, schnell einzugreifen, bevor die Situation sich verschlimmert. Verschließe die Augen nicht davor und greife lieber einmal zu früh als zu spät ein. Dein Kind lernt so auch, dass Du als Elternteil da bist. Es kann Dir vertrauen und vor allem auch immer mit Sorgen und Problemen zu Dir kommen. Kinder müssen spüren, dass Eltern nicht immer die Perfektion erwarten. Kinder sind Wesen, die ihr Leben noch vor sich haben und immer weiter lernen.

Wir als Eltern können sie nur auf diesem Weg liebevoll begleiten. Du kannst Deinem Kind also gerade nach der Zeit der Therapie helfen, wieder einen normalen Weg in den Alltag zu finden. Sobald Du also Auffälligkeiten bemerkst, versuche mit Deinem Kind zu sprechen und auch aktuelle Auslöser zu entlarven. Falls Dir das nicht gelingen sollte, kannst Du auch den Therapeuten kontaktieren.

Unterstützung durch das Umfeld – so verhalten sich Eltern richtig

Die wichtigste Frage ist für alle Mütter und Väter immer, wie sie ihrem Kind in dieser schweren Zeit am besten helfen können.

Eine Sache steht mit Sicherheit fest: Die Mitarbeit der Eltern und die aktive Unterstützung durch das Umfeld sind von unglaublich großer Bedeutung für den Erfolg der Behandlung. Die Therapeutin oder der Therapeut werden mit Dir geeignete Vorgehensweisen besprechen.

Das Kind hat sein Handeln nicht vollständig unter Kontrolle, daher ist es umso wichtiger, dass Mama und Papa unterstützend zur Seite stehen. Unsere Therapeutin bat uns, Mias Zwangshandlungen und ihre Zwangsgedanken möglichst einzuschränken: So haben wir ihr nur noch zu bestimmten Zeiten Zugang zu einer Waschgelegenheit gegeben. Wenn man dem Kind immer wieder nachgibt und den Zwangshandlungen nichts entgegensetzt, kann das sogar zu einer Verstärkung der Symptomatik führen, also kontraproduktiv sein.

Dein Kind braucht Deine liebevolle Zuwendung, sogar noch mehr als gesunde Kinder. Aus diesem Grund ist es sehr wichtig, sich Zeit für schöne gemeinsame Unternehmungen zu gönnen. Diese Aktivitäten sollten dem Kind Spaß machen und möglichst wenig Gelegenheit bieten, sich mit den Zwängen auseinanderzusetzen.

Schenkt den angenehmen Seiten des Lebens noch viel mehr Aufmerksamkeit als bisher und schafft durch eine abwechslungsreiche Freizeitgestaltung einen sinnvollen und bereichernden Ausgleich.

Elternhilfe ist in dieser Zeit für das Kind wahrlich Gold wert. Diese von Zwängen gequälten Kinder dürfen auf keinen Fall mit Vorwürfen oder Kritik noch stärker belastet werden, denn das würde nur zu einer noch stärkeren Minderung des Selbstwertgefühls führen. Zudem würden noch mehr Schuldgefühle entwickelt.

Sprich viel mit Deinem Kind über den Zwang, damit es versteht, wie unrealistisch und ungefährlich sie sind. Mach ihm klar, dass sich die Gefahr nur auf der Vorstellungsebene befindet. Auf diese Weise lernt es, dem Zwang den furchteinflößenden Aspekt abzusprechen.

Gestalte den Tag Deines Kindes abwechslungsreich. Zu viele Leerräume begünstigen Zwänge. Auch wir haben nach einer vernünftigen Alltagbeschäftigung für Mia gesucht und herausgefunden, dass ihr neben dem Sport viel Zeit mit ihren Großeltern zu verbringen Entspannung bringt.

Such aber nicht nur nach Aktivitäten, sondern auch nach passenden Entspannungsverfahren. Kinder-Yoga ist sehr wohltuend für die Kleinen und auch die progressive Muskelentspannung nach Jacobson zeigt sehr gute Resultate. So kann sich das Kind innerlich entspannen und zur Ruhe kommen.

Fragen, die Eltern sich häufig stellen

Haben wir als Eltern etwas falsch gemacht?

Diese Frage stellen sich wohl die meisten Eltern, gerade dann, wenn das Kind unter Zwängen leidet. Viele Eltern fühlen sich dann schuldig, dass die Probleme des Kindes etwas mit der Erziehung zu tun haben könnten. Natürlich spielen die familiären Einflüsse eine große Rolle bei der Zwangsentstehung, allerdings sind sie nicht allein verantwortlich dafür. Sei Dir immer bewusst, dass viele Komponenten hier zusammenkommen müssen, damit Dein Kind eine Zwangsstörung entwickelt.

Natürlich ist es hilfreich, dass Du Dir Gedanken darüber machst, was in der Erziehung vielleicht auch zu diesem Verhalten beigetragen haben könnte. Sieh diese Überlegung aber weniger als Schuldgedanken, sondern eher im Hinblick darauf, was in Zukunft verbessert und verändert werden könnte. Es ist eine große Möglichkeit, dass Du in dieser Situation Deinem Kind helfen kannst. Mache Dir also immer wieder bewusst, wie wichtig es ist, dass Konflikte innerhalb der Familie reduziert und vermieden werden sollen. Zu starker Leistungsdruck oder auch schulische

Überforderungen und andere Belastungen sollten ebenfalls reduziert oder vermieden werden.

Wie verhalten sich Eltern richtig, wenn ihr Kind aggressiv wird? Sollen Eltern hier nachgeben und das Kind bei den Zwangshandlungen unterstützen?

Eltern wollen das Beste für ihr Kind, doch genau hier liegt oftmals das Problem. Viele Eltern kennen bestimmt auch Situationen, in denen sie dem Kind nachgeben, obwohl dies genau zum Gegenteil führt. Für Kinder mit Zwängen ist besonders wichtig, dass die Eltern standhaft bleiben. Genau hier liegt aber die Schwierigkeit. Das Kind, das unter Zwängen leidet, versucht die Eltern in die Handlungen einzubeziehen. Diese geben für gewöhnlich immer nach und tun, was der Zwangsdrache ihnen sagt.

Dieses Verhalten birgt ein enormes Konfliktpotential. Sobald das Kind hier nämlich nicht seinen Willen bekommt und die Eltern es nicht dabei unterstützen, die Zwänge auszuführen, kann es aggressiv und wütend werden. Kinder versuchen, sich in dieser Situation auszudrücken und wählen dann oftmals den aggressiven Weg.

Das Kind befindet sich in einer emotionalen Ausnahmesituation und versucht, sich hier Gehör zu verschaffen. Sobald dem Zwang nachgegeben wird, fühlt es sich kurzfristig besser. Auf lange Sicht gesehen ist das aber keine gute Lösung. Du solltest dann versuchen, Dich nicht einnehmen zu lassen, denn damit tust Du Deinem Kind nichts Gutes.

Sobald Dein Kind aggressive Verhaltensweisen zeigt, musst Du ihm deutlich machen, dass dieses Verhalten nicht geduldet wird. Dein Kind macht das natürlich nicht absichtlich, sondern ist in diesen Momenten gefangen und wird vom Zwangsdrachen beherrscht.

Wichtig ist, dass Du Dir immer wieder bewusst machst, dass Dein Kind dieses Verhalten nicht absichtlich provoziert. Versuche, Dein Kind weiterhin auf dem Weg zu unterstützen. Du wirst merken, wie es damit umgeht, dass Du „Nein" sagst und konsequent bist. Sage Deinem Kind auch ruhig, dass Du ab jetzt die Zwänge nicht mehr unterstützen wirst. Du möchtest ihm ja schließlich helfen. Du kannst am Anfang damit starten, dass Du mit Deinem Kind vereinbarst, dass Du zum Beispiel 2 Räume trotzdem betrittst. Steigere Dich hier langsam und binde auch Dein Kind mit ein.

Falls Dein Kind in einer Situation wieder mit Aggression reagiert, dann sage „Halt!". Verlasse kurz den Raum, bis Dein Kind nicht mehr aggressiv ist und gehe anschließend zurück. So kann Dein Kind in der Zeit etwas zur Ruhe kommen. Es ist aber ganz wichtig, dass Du Dir anschließend die Zeit nimmst, um mit Deinem Kind darüber zu sprechen, wie es in Zukunft ablaufen soll. Du kannst zum Beispiel eine Vereinbarung treffen, wie man sich in Zukunft in solchen Situationen verhalten möchte. Falls wieder so eine Situation auftaucht, kannst Du Deinem Kind die Vereinbarung zeigen und es wird sich wieder daran erinnern. Bleib immer ruhig, aber konsequent und werde nie handgreiflich.

Was können Eltern tun, wenn das Kind keine Hilfe annehmen möchte?

In der Regel möchten die Betroffenen, dass die Zwänge verschwinden. Für Kinder sind Zwänge auch ein enormer Leidensdruck und gerade dann, wenn sie sehen, wie unbeschwert und glücklich ihre Altersgenossen sind, wünschen sie sich auch so ein Leben.

Viele Kinder schaffen es jedoch nicht, sich wirklich zu einer Therapie zu motivieren. Sie möchten vielleicht gerne etwas ändern, doch sie halten an ihren Zwangsgedanken fest. Das sind Gewohnheiten und Routinen, die für sie gewohnt sind, vielleicht sogar ein Stück weit Sicherheit bedeuten. Sich hier auf einen fremden

Menschen einzulassen und mit diesem über Probleme zu sprechen, ist für sie oftmals eine schwere Vorstellung.

Du kannst in diesem Fall versuchen, Dein Kind zu motivieren und zu unterstützen. Nimm Dir hierfür etwas Zeit und überlege Dir gemeinsam mit Deinem Kind, wie das Leben weitergehen wird, wenn die Zwänge das Leben bestimmen. Schreibe auf, wie sich die schulischen Leistungen zum Negativen verändern, Freunde vielleicht gehen werden und auch das Leben der Familie aussehen wird. Es ist für das Kind oftmals heilsam, sich diese Situationen vor Augen zu führen. Als Gegenübung solltest Du Dir dann mit Deinem Kind überlegen, wie das Leben aussieht, wenn die Zwänge nicht mehr vorhanden sind. Wie wird das Leben und der Alltag mit den Freunden und der Familie aussehen und wie werden sich die schulischen Leistungen verbessern.

Oft beginnen Kinder dann darüber nachzudenken und sich auf eine Therapie einzulassen. Mache Deinem Kind auch immer wieder bewusst, dass der Therapeut oder die Therapeutin nur helfen möchte und eine Therapie nichts Schlimmes ist.

Wie werden Eltern auch den anderen Geschwistern gerecht?

Diese Frage beschäftigt wohl viele Eltern, die ein Kind mit Zwängen haben.

Für mich persönlich war es auch sehr schwierig, da ich oft Schuldgefühle hatte gegenüber dem kleineren Bruder von Mia. Ich hatte Angst, dass ich ihm nicht gerecht werden könnte. Ich wollte Mia natürlich unterstützen und auch ihr eine schöne Kindheit schenken, aber das schlechte Gewissen war jeden Tag da. Vermutlich geht es auch Dir so und Du weißt genau, wovon ich spreche. Das sind Momente, in denen Du Dich als Elternteil hilflos fühlst. Du bist in einem Zwiespalt, denn schließlich möchtest Du Deinem Sorgenkind helfen, aber auch den Geschwistern die nötige Aufmerksamkeit geben.

Diese Reaktion ist völlig normal. Es ist ganz automatisch so, dass ein Sorgenkind oftmals mehr Aufmerksamkeit bekommt. Das ist nicht nur bei Kindern mit Zwängen so, sondern auch dann, wenn das Kind behindert oder krank ist.

Doch was genau kannst Du nun tun, damit alle Kinder gleich viel Aufmerksamkeit bekommen?

Es gibt dafür kein wirkliches Patentrezept. Ich würde Dir empfehlen, mit Deinem Kind zu sprechen. Es muss innerhalb der Familie auch Zeiten geben, in denen der Zwang kein Thema ist. Es darf nicht so sein, dass während den gemeinsamen Mahlzeiten das Thema Zwang permanent eine Rolle spielt. Es muss zwangsfreie Zeiten geben oder Räume, in denen nicht darüber gesprochen wird.

Hier ein kleines Beispiel: Wir haben angefangen, mit Mia zu vereinbaren, dass während der Autofahrt nicht über Zwänge gesprochen wird. Das war am Anfang oftmals schwierig, aber mit der Zeit wurde es immer leichter. Später haben wir auch noch eingeführt, dass das Thema Zwänge abends ab 19 Uhr nicht mehr angesprochen wird.

Es ist gerade auch für Geschwisterkinder wichtig zu merken, dass es Zeiten gibt, in denen es nicht um Zwänge geht. Wenn die Kinder schon etwas größer sind, kannst Du ihnen auch die Zwangskrankheit erklären. So bekommen sie ein besseres Verständnis dafür, warum sich die Schwester oder der Bruder so verhält. Für viele Kinder ist das oftmals nicht verständlich, denn sie verhalten sich ja nicht so. Sobald sie aber verstehen, warum dies so ist, wird sich die Atmosphäre in der Familie verbessern. Achte auch darauf, dass Du Zeiten einführst, in denen Du Dir ganz bewusst nur Zeit für die anderen Kinder nimmst. So können sie in diesen Augenblicken über ihre Sorgen und Nöte mit Dir sprechen und spüren auch, dass Du sie trotz allem liebst und für sie da bist. Dieses Gefühl ist für Kinder besonders wichtig. Sie brauchen das Gefühl von Geborgenheit und Vertrauen. Nimm Dir immer wieder ganz bewusst diese Zeiten und Du wirst sehen, es tut Dir gut und Deinen Kindern auch.

Wie sollen Eltern mit Fragen der Kinder umgehen, die unter Zwangsgedanken leiden?

Viele Kinder leider unter zwanghaften Zweifeln und fragen sich permanent, ob sie alles richtig machen. Sie haben Angst davor, dass ein Unglück passieren könnte oder ein Schaden eintritt. So eine Situation ist für Eltern oft schwierig. Das Kind stellt immer wieder Fragen und auch wenn Du diese beantwortest, fühlt sich Dein Kind nicht erleichtert. Dein Kind stellt dann immer wieder die gleichen Fragen und irgendwann neigt man als Elternteil dazu, zu resignieren.

Nicht selten kann so ein Verhalten Streitigkeiten auslösen. Falls Dein Kind also immer wieder solche Fragen stellt, dann solltest Du versuchen, nicht jedes Mal darauf zu antworten.

Reduziere Deine Rückversicherungen nach und nach, damit Dein Kind lernt, diese Gedanken auszuhalten. Falls Du ständig wieder darauf reagierst, wird der Zwang nur verstärkt und Dein

Kind leidet weiter darunter. Beginne also konsequent, die Rückversicherungen zu reduzieren. Steigere das langsam, aber bleib konsequent dabei.

Falls Dein Kind sich nicht von diesen Gedanken lösen kann und Dir immer wieder Fragen stellt, kannst Du versuchen, mit ihm etwas zu spielen. Probiere, Dein Kind abzulenken aber antworte nicht auf die Fragen. Du kannst dann auf den Spielplatz gehen oder ein paar Spiele mit Deinem Kind spielen. Die Natur ist ebenfalls immer ein guter Ausgleich dafür.

Treffe mit Deinem Kind am besten eine schriftliche Vereinbarung, in der auch Dein Kind darüber Bescheid weiß, dass Du nicht mehr antworten wirst. Falls nun solche Situationen vorkommen, in denen Dein Kind Dich mit Fragen belagert, berufe Dich ruhig auf die Vereinbarung. Versuche, nicht gereizt zu werden und nicht wütend. Mache Dir immer wieder bewusst, dass Dein Kind unter Zwängen leidet. Obwohl Du gerne antworten möchtest, um Deine Ruhe zu haben, solltest Du dies konsequent vermeiden. Nur so kannst Du Deinem Kind damit helfen.

Falls Dein Kind immer wieder Angst hat, dass ein Unglück passieren wird, solltest Du als Elternteil versuchen ihm zu erklären, dass es nicht passiert. Natürlich gibt es hierfür keine Garantie, dass das Unglück nicht eintritt, aber es ist wichtig, Dein Kind schnell zu beruhigen. Versuche, auch hier wieder konsequent zu bleiben und nicht permanent darauf einzugehen.

Wir sind uns als Eltern nicht sicher, ob unser Kind an einer Zwangsstörung leidet. Was können wir jetzt tun?

Du hast während dieses Buches einige Verhaltensweisen kennengelernt, unter denen Kinder mit Zwängen leiden können. Falls Du hier Parallelen zu Deinem Kind feststellst, können diese ein Hinweis auf eine Zwangserkrankung sein.

Die endgültige Diagnose sollte aber ganz klar ein Jugend- oder Kinderpsychotherapeut stellen. Hierfür ist es wichtig, dass der Experte Dein Kind persönlich kennenlernt, um sich ein Bild von der Situation zu machen. Achte während dieses Kennenlernens darauf, dass Dein Kind das Verhalten nicht herunterspielt. Oftmals schämen sich die Kinder und wollen mit niemandem darüber reden. Versuche, Deinem Kind hier die Scham zu nehmen und es immer wieder dabei zu unterstützen, offen und ehrlich über sich zu sprechen.

Oft ist es gerade für Jugendliche wertvoll, dass sie mit einer außenstehenden Person sprechen können. Gerade während der Pubertät kann das Verhältnis zu den Eltern etwas angespannt sein. Hier kann eine Therapie gut Abhilfe schaffen und Deinem Kind helfen, sich zu öffnen und auch über Gefühle und Ängste zu sprechen.

Kann es sein, dass Kinder ihre Zwänge als Ausrede verwenden, damit sie Anstrengungen oder Streit vermeiden?

Viele Eltern fragen sich oft, ob ihr Kind die Zwänge als Ausrede verwendet, um zum Beispiel Hausarbeiten nicht erledigen zu müssen oder sich vor einer Anstrengung zu drücken. Wichtig ist hierbei aber zu wissen, dass Kinder das nicht absichtlich machen. Natürlich fällt es vielen Eltern schwer, in einer Situation, in der man es sowieso eilig hat, hier Verständnis aufzubringen für sein Kind, das jetzt gerade unter einem Zwang leidet, doch genau das solltest Du. Natürlich gibt es, wie bei allen Kindern und Jugendliche, auch Aufgaben, die sie nicht gerne erledigen möchten. Das ist ganz normal. Hier liegt aber oft das Problem, zu erkennen, was ist jetzt zwangsbedingt und was nicht.

Es ist wichtig, dass Du mit deinem Kind offen und ehrlich darüber sprichst, welche Aufgaben trotz Zwangshandlung übernommen werden können. Kinder versuchen aufgrund ihrer Zwänge, möglichst alle Handlungen zu vermeiden, die ein potentieller Auslöser sein könnten. Sprich also offen mit Deinem Kind und findet gemeinsam eine gute Lösung. Als Eltern ist es in dieser Situation wichtig, dass Du nicht nachgibst und dann doch wieder die Aufgaben des Kindes übernimmst.

Du kannst vorab mit Deinem Kind sprechen. Nimm Dir hierfür Zeit und überlege Dir genau, worüber Du reden möchtest.

Sage Deinem Kind zum Beispiel, dass Du das Gefühl hast, dass es sich hinter den Zwängen oft versteckt, um gewisse Aufgaben nicht erledigen zu müssen. Betone dabei aber ganz deutlich, Dein Verständnis für seine Zwänge.

Frage Dein Kind doch einmal, welche Aufgaben und Tätigkeiten es aufgrund der Zwänge nicht ausüben kann. Gibt es etwas, was ihm oder ihr Sorgen bereitet.

Manchmal stellt sich schon während des Gesprächs heraus, was das Problem ist und wo genau die Aufgaben liegen, die Dein Kind nicht schafft. Falls ihr hier keine gute gemeinsame Lösung finden könnt, solltet ihr versuchen, einen Therapieplatz zu bekommen. So kann der Therapeut oder die Therapeutin mit Deinem Kind darüber sprechen, und ihr findet alle gemeinsam gute Lösungen.

Bonus: Eltern-Kind-Übungen

Wie Du bereits gelesen hast, gibt es viele Möglichkeiten, wie Du Deinem Kind helfen kannst. Du findest nachfolgend jetzt ein paar Übungen, die Du mit Deinem Kind probieren kannst. Ich habe diese selbst mit Mia probiert, und auch wenn es anfangs manchmal nicht so einfach war, haben wir auf diese Weise einen guten Weg gefunden. Probiere es doch auch einmal aus und versuche gemeinsam mit Deinem Kind diese Übungen auszuführen.

Wichtig ist hierfür, dass Du Dir Zeit dafür nimmst. Diese Übungen solltest Du nicht ausführen, wenn Dein Kind gerade in Eile ist oder Du einen Termin hast. Nimm Dir Zeit und besprich auch mit Deinem Kind einen guten Zeitpunkt dafür.

Überlege Dir mit Deinem Kind folgendes:

- Überlegt Euch Situationen, in denen Dein Kind dem Zwang nicht mehr gehorchen möchte. So etwas könnte zum Beispiel das Händewaschen oder Duschen sein.
- Überlege Dir nun mit Deinem Kind zusammen, wie oft es eine Zwangshandlung ausführt, falls diese kommt. Dies könnte zum Beispiel sein, wenn Dein Kind den Drang verspürt sich ständig die Hände zu waschen, dass ihr hierfür festlegt, nur 5 Mal am Tag oder nur 20 Minuten duschen anstatt 2 Stunden. Ihr könntet hier ansonsten auch eine Zeit festlegen, in der ihr die Zwangshandlung hinauszögern möchtet. Ein Beispiel wäre hierfür: Dein Kind verspürt den Drang sich die Hände zu waschen. Für diese Situation habt ihr festgelegt, dass erst 5 Minuten vergehen müssen, bevor die Zwangshandlung ausgeführt wird. Natürlich ist das Ziel hier immer, die Zwänge komplett aufzulösen, doch es ist wichtig, sich zuerst in kleinen Schritten anzunähern.
- Haltet die Vorsätze schriftlich fest und hängt diese zum Beispiel im Badezimmer auf.
- Lege Dir zusätzlich mit Deinem Kind noch eine Liste mit Erfolgen an. Darauf kann

Dein Kind immer wieder aufschreiben, welche Erfolge es gab.

Der Zwangsdrache möchte, dass sich Dein Kind nur noch mit den Zwängen beschäftigt. Doch genau das ist falsch und Du solltest Dein Kind unbedingt darin unterstützen, dass es weiterhin Freunde trifft oder Hobbies auslebt. Nimm Dir mit Deinem Liebling etwas Zeit und denkt gemeinsam über folgendes nach:

Was sind die Stärken Deines Kindes?

- Gibt es etwas, dass gerade „gut klappt" im Leben?
- Welche Menschen bedeuten Deinem Kind besonders viel?
- Gibt es Erfolge, die Dein Kind schon erreicht hat - auch wenn diese noch klein sind?
- Was macht Deinem Kind Freude?

Überlege Dir zu diesen Fragen gemeinsam mit Deinem Kind Antworten. Falls es schon etwas größer ist, können die Fragen auch alleine beantwortet werden. Am besten ist, wenn die Antworten aufgeschrieben und aufgehängt werden. So kann sich Dein Kind das immer wieder vor Augen halten und auch stolz auf sich sein.

Es gibt einen kleinen Leitsatz. Diesen solltet ihr unbedingt aufschreiben und in das Kinderzimmer hängen. Es ist wichtig, dass Dein Kind sich diesen Satz immer wieder laut vorsagt und vor Augen führt. „Der Zwangsdrache darf mir nicht sagen, was ich tun oder machen soll. Ich entscheide selbst über mein Leben und das, was ich machen möchte."

Schlusswort

Bei Kindern lassen sich Zwangserkrankungen, die noch nicht lange existieren, bereits durch kleinste Änderungen im Familien- und Lebensalltag mindern. Besonders gute Resultate werden mit der kognitiven Verhaltenstherapie erzielt, die die gesamte Familie in die Behandlung miteinschließt.

Die Eltern, Geschwister und auch andere Vertrauenspersonen können auf vielerlei Art und Weise bei der Vertreibung des Zwangsdrachens helfen. Sie können dem Kind viel Liebe und Rückhalt geben, es ermutigen und trösten. Sie alle können helfen, indem sie das Kind unterstützen, „Nein“ zum Zwang zu sagen. Des Weiteren können und sollen sie bei der Durchführung der Übungen mithelfen.

Es ist wichtig, in einem liebevollen gemeinsamen Austausch zu bleiben und zusammen an einem Strang zu ziehen. Freut Euch über jedes noch so kleine Etappenziel, denn es ist ein weiterer Schritt in Richtung der Zwangsfreiheit.

Ich bedanke mich herzlich, dass Du Dich entschieden hast, dieses Buch zu lesen. Ich hoffe, dass Dir meine persönlichen Erfahrungen weiterhelfen konnten und Du nun viele Dinge besser verstehen kannst. Hab keine Angst, Dich zusammen mit Deinem Kind auf den Weg zu machen und den Zwang gezielt zu bekämpfen. Seid mutig, habt Geduld und haltet durch – es zahlt sich mit Sicherheit aus.

Heute kann unsere Mia wieder befreit und glücklich leben.

Ich wünsche Euch alles Gute und viel Kraft auf dem Weg, der nun noch vor Euch liegt.

Deine Nora

Über die Autorin Nora Weber

Nora J. Weber hat sich dazu entschieden Ihre Erfahrungen in Bezug auf die Zwänge von Mia aufzuschreiben, um anderen Müttern und Vätern zu helfen.

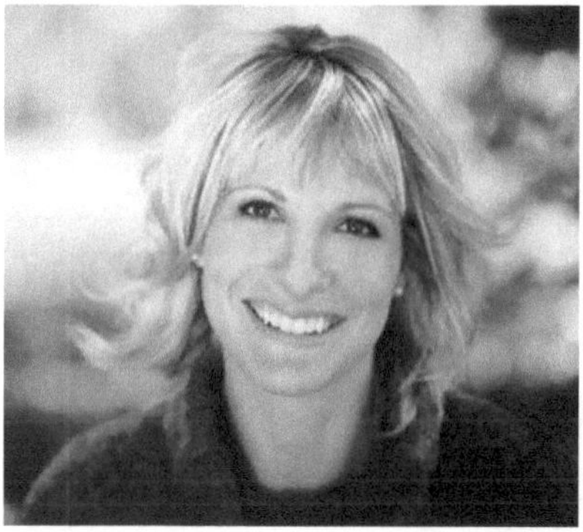

Sie sagt, dass es oft schon ein beruhigendes Gefühl gibt, zu wissen, dass wir mit den Problemen nicht alleine dastehen.

Wenn dir dieses Buch einen positiven Impuls gegeben hat, sei so gut und hinterlasse eine positive Rezension auf Amazon. Damit kannst du anderen Eltern helfen, ebenfalls von diesem Buch zu profitieren.

Eine Buchempfehlung zum Thema Zwänge

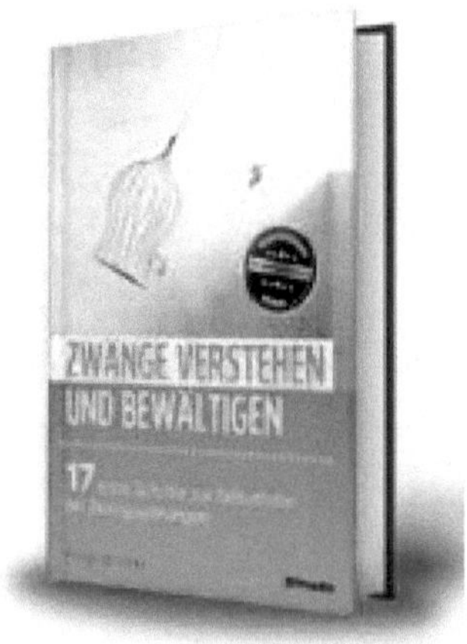

Zwänge verstehen und bewältigen – 17 erste Schritte zur Selbsthilfe bei Zwangsstörungen

von Finja Winter

https://amzn.to/3f11tk5 *

Hilfreiche Links

Fachgesellschaften und -portale

Deutsche Gesellschaft Zwangserkrankungen e.V. (DGZ)

Internet: www.zwaenge.de

E-Mail: zwang@t-online.de

Forum für Betroffene und Angehörige:

www.zwangserkrankungen.de

Österreichisches Portal zum Thema Zwangskrankheit

Internet: www.zwaenge.at

Schweizerische Gesellschaft für Zwangsstörungen (SGZ)

Internet: www.zwaenge.ch

E-Mail: kontakt@zwaenge.ch

Literaturempfehlungen

Hildegard Goletz, Manfred Döpfner, Veit Roessner

Zwangsstörungen (Leitfaden Kinder- und Jugend-psychotherapie)

Hogrefe Verlag, Göttingen 2018

ISBN 978-3801726454

https://amzn.to/3p88shw *

Susanne Fricke

Therapie-Tools Zwangsstörungen

Beltz-Verlag 2016

ISBN: 978-3-621-28355-7

https://amzn.to/32r2tun *

Rüdiger Retzlaff

Zwangsstörungen von Kindern und Jugendlichen

Carl-Auer-Verlag GmbH – September 2019

ISBN-13: 978-3849703141

https://amzn.to/32pTzNF *

Sigrun Schmidt-Traub

Zwänge bei Kindern und Jugendlichen

Ein Ratgeber für Kinder und Jugendliche, Eltern und Therapeuten

Hogrefe 2006 / ISBN: 3-8017-1979-0

https://amzn.to/3n8ht8f *

Susanne Fricke/ Iver Hand

"Zwangsstörungen verstehen und bewältigen"

Hilfe zur Selbsthilfe

Balance buch + medien Verlag, Bonn / 5. Auflage 2010

ISBN 978-3-86739-001-9

https://amzn.to/3p2eYWW *

PD Dr. med. Katarina Stengler

Zwänge verstehen und hinter sich lassen

TRIAS, Stuttgart. Oktober 2007

ISBN 978 3 8304 3389 7

https://amzn.to/2U9o85C *

Buchempfehlung für Kinder:

Oliver Sechting, Eva Hidalgo

Frederic, der Zahlenprinz

Ein Bilderbuch über Ängste und Zwänge und ihre Überwindung

Riva-Verlag, München, 2020

ISBN: 978-3742315762

https://amzn.to/36fuztJ *

* Die mit Sternchen (*) gekennzeichneten Links sind sogenannte Affiliate-Links. Wenn Du auf einen solchen Affiliate-Link klickst und über diesen Link einkaufst, bekomme ich von dem betreffenden Online-Shop oder Anbieter eine Provision. Für Dich verändert sich der Preis nicht – manchmal ermöglicht Dir der Link aber auch Zugang zu einem besseren Angebot. Wenn Du das nicht möchtest, ist das auch vollkommen in Ordnung!

Impressum

Angaben gemäß §5 TMG

Nora J. Weber wird repräsentiert durch:

Britta Manthée
Britta Manthée Media
Zur Zuckerfabrik 9
61169 Friedberg

Kontakt

Mail: media@britta-manthee.de

Web: www.britta-manthee.de

Umsatzsteuer

Umsatzsteuer-Identifikationsnummer gemäß §27 a Umsatzsteuergesetz:

DE327262527

Haftung für Inhalte

Alle Texte, Informationen und Hinweise stellen keine Beratung oder Empfehlung dar. Sie wurden aus bestem Wissen und Gewissen aus öffentlichen Quellen übernommen. Der Inhalt dieses Buches dient der Bildung und Veranschaulichung. Eine Haftung für Richtigkeit und

Vollständigkeit kann nicht übernommen werden. Solltest Du den Informationen folgen, handelst Du eigenverantwortlich.

Als Diensteanbieter sind wir gemäß § 7 Abs.1 TMG für eigene Inhalte in diesem Buch nach den allgemeinen Gesetzen verantwortlich. Nach §§ 8 bis 10 TMG sind wir als Diensteanbieter jedoch nicht verpflichtet, übermittelte oder gespeicherte fremde Informationen zu überwachen oder nach Umständen zu forschen, die auf eine rechtswidrige Tätigkeit hinweisen.

Verpflichtungen zur Entfernung oder Sperrung der Nutzung von Informationen nach den allgemeinen Gesetzen bleiben hiervon unberührt. Eine diesbezügliche Haftung ist jedoch erst ab dem Zeitpunkt der Kenntnis einer konkreten Rechtsverletzung möglich. Bei Bekanntwerden von entsprechenden Rechtsverletzungen werden wir diese Inhalte umgehend entfernen.

Haftung für Links

Unser Angebot enthält Links zu externen Websites Dritter, auf deren Inhalte wir keinen Einfluss haben.

Deshalb können wir für diese fremden Inhalte auch keine Gewähr übernehmen. Für die Inhalte der verlinkten Seiten ist stets der jeweilige Anbieter oder Betreiber der Seiten verantwortlich. Die verlinkten Seiten wurden zum Zeitpunkt der Verlinkung auf mögliche Rechtsverstöße überprüft. Rechtswidrige Inhalte waren zum Zeitpunkt der Verlinkung nicht erkennbar.

Eine permanente inhaltliche Kontrolle der verlinkten Seiten ist jedoch ohne konkrete Anhaltspunkte einer Rechtsverletzung nicht zumutbar. Bei Bekanntwerden von Rechtsverletzungen werden wir derartige Links umgehend entfernen.

Urheberrecht

Die durch den Autor erstellten Inhalte und Werke in diesem Buch unterliegen dem deutschen Urheberrecht. Die Vervielfältigung, Bearbeitung, Verbreitung und jede Art der Verwertung außerhalb der Grenzen des Urheberrechtes bedürfen der schriftlichen Zustimmung des jeweiligen Autors bzw. Erstellers.

Soweit die Inhalte in diesem Buch nicht vom Betreiber erstellt wurden, werden die Urheberrechte Dritter beachtet. Insbesondere werden Inhalte Dritter als solche gekennzeichnet. Sollten Sie trotzdem auf eine Urheberrechtsverletzung aufmerksam werden, bitten wir um einen entsprechenden Hinweis. Bei Bekanntwerden von Rechtsverletzungen werden wir derartige Inhalte umgehend entfernen.

Cover und Bilder von www.shutterstock.com

Printed in Poland
by Amazon Fulfillment
Poland Sp. z o.o., Wrocław

34503944R00097